《糖尿病临床营养治疗学》编委会

编　委（按照姓氏首字母排序）

成建国　傅松波　关聪会　韩　婕　侯丽杰　季　晓　井高静
李红利　李　琼　李郁卓　刘进进　牛强龙　牛　滢　田韵灵
王丽婷　尹鸿涛

插　图　赵昕雨

糖尿病临床营养治疗学

TANGNIAOBING LINCHUANG YINGYANGZHILIAOXUE

傅松波　田昀灵　主编

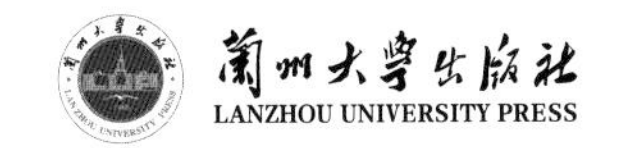

图书在版编目（CIP）数据

糖尿病临床营养治疗学 / 傅松波，田昀灵主编. --
兰州 : 兰州大学出版社，2024.4
ISBN 978-7-311-06656-7

Ⅰ. ①糖… Ⅱ. ①傅… ②田… Ⅲ. ①糖尿病－食物
疗法 Ⅳ. ①R247.1

中国国家版本馆CIP数据核字(2024)第077658号

责任编辑 郝可伟 包秀娟
封面设计 汪如祥

书　　名 糖尿病临床营养治疗学
作　　者 傅松波 田昀灵 主编
出版发行 兰州大学出版社 （地址:兰州市天水南路222号 730000）
电　　话 0931-8912613(总编办公室) 0931-8617156(营销中心)
网　　址 http://press.lzu.edu.cn
电子信箱 press@lzu.edu.cn
印　　刷 兰州银声印务有限公司
开　　本 710 mm×1092 mm 1/16
印　　张 10.5(插页2)
字　　数 206千
版　　次 2024年4月第1版
印　　次 2024年4月第1次印刷
书　　号 ISBN 978-7-311-06656-7
定　　价 58.00元

前 言

随着现代社会经济的快速发展、人们生活方式的变化，糖尿病患病率大幅度增加，已成为影响人民健康的常见慢性疾病之一。目前慢性非传染性疾病的治疗模式已逐渐转变为医生、患者共同参与治疗模式，治疗目标为生物-心理-社会三方面共同获益。糖尿病的科学管理是专科和全科医务人员、社区医疗保健人员、患者本人及家属共同参与的过程，其中营养治疗是糖尿病治疗的核心内容之一。糖尿病的治疗提倡患者及家属参与，尤其是饮食和体重管理更强调依靠患者的自律以及家属的帮助监督，有鉴于此，我们组织内分泌学的有关专家和临床医生编写了《糖尿病临床营养治疗学》，旨在鼓励临床医生、医学生、营养专业人士、健康教育咨询人士等在医疗实践中采用专门的营养诊疗术语，依据科学规范的诊疗流程，提高糖尿病营养治疗的水平。

糖尿病患者营养治疗的目标是采取健康的营养模式，使体重、血糖、血压、血脂及血尿酸达标，减少并发症的发生和发展，降低死亡率，并达到糖尿病的长期稳定全面管控。本书密切结合临床实际，详细阐述了糖尿病伴发疾病、并发症、特殊时期（儿童期、妊娠期、围手术期、危重症期）的临床表现和营养治疗方案，对于医护人员和患者都具有较高的参考价值。书中列举实例来说明营养治疗的具体方法，使读者通过学习熟练掌握运用营养治疗的基本原则。本书还介绍了结构性低热量膳食计划、地中海饮食、江南饮食模式等方案。在医学营养治疗部分介绍了营养治疗方面的循证依据和当前的趋势，提供了具体诊疗思路和饮食用量，可以用来帮助家庭、教学团体、社区甚至整个社会人群的营养评估和管理。

本书的主要内容包括糖尿病临床营养治疗的基础知识、基本理论和治疗原则，以及糖尿病并发症的营养治疗与特殊时期糖尿病患者的营养治疗。全书共五章，分别由傅松波、田昀灵、韩婕、关聪会、刘进进、李琼、王丽婷、季晓、井高静、牛强龙、尹鸿涛、成建国、侯丽杰、李红利、牛滢、李郁卓等参与承担不同章节的编写工作。赵昕雨承担插图绘画工作。本书的编写人员都是长期工作在临床一线经验丰富的专家，他们既有理论知识又有实践经验，全面阐述了糖尿病营养管理的新进展、新技术和新理念。本书紧密结合临床，内容丰富、深入浅出、图文并茂，具有创新性、专业性、系统性、完整性和实用性。本书面向广大专科医护人员、全科医生、规培医师、社区卫生保健人员、营养师、健康辅助人员、患者及家属等。希望通过阅读这本书，广大读者能够更加全面地了解实用的糖尿病营养治疗方案，提高研究水平和生活质量。

在此，感谢所有为图书出版做出努力的各位老师。书中未尽之处还请批评指正。

编　者

2024年1月

目 录

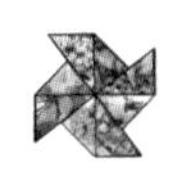

第一章　糖尿病临床营养治疗的基础知识

第一节　营养治疗概述

糖尿病是受遗传和环境双重作用而引起的全身代谢性疾病。随着我国人民生活水平的提升，人们的饮食结构发生了巨大的改变，高糖、高脂、高能量饮食摄入增多，糖尿病患病人群不断增加。糖尿病的医学营养治疗（medical nutrition treatment，MNT）是各种类型糖尿病治疗的基础，是糖尿病自然病程中每一阶段进行糖尿病综合管理所必不可少且极其重要的措施。对于新发的早期糖尿病患者，尚未出现糖尿病并发症，胰岛功能尚可，单纯的营养治疗和生活方式改善可以良好地控制血糖；对于长病程、已出现糖尿病并发症的患者，糖尿病营养治疗辅以药物治疗不仅有助于平稳控制血糖，还能控制已出现的糖尿病并发症的进展，预防尚未出现的糖尿病并发症。

一、营养治疗的历史回顾

1921年前，糖尿病治疗的基本方法是“完全饥饿疗法”，但是此种方法不仅会导致患者低血糖，而且易引起酮症、蛋白质缺乏及营养不良。此后的80余年，糖尿病患者糖类和脂肪的能量供应比例历经了以下3次主要变化：

（1）20世纪20—50年代，采用“单纯主食控制法”，仅仅减小糖类的摄入比例，而提高脂肪的能量供应比例，将脂肪的能量供应比例提高到70%。此时，由于摄入过量的饱和脂肪酸，心血管相关疾病的发生风险增高。

（2）20世纪50—90年代初，开始将碳水化合物能量供应比例提高至60%～65%，脂肪能量供应比例下降至25%～30%，此时，仍存在饱和脂肪酸摄入过量的问题，摄入单不饱和脂肪酸和多不饱和脂肪酸的适宜比例尚未明确。同时摄入过量碳水化合物可能诱导血糖水平和血浆甘油三酯水平的增高，但由于缺乏足够的证据支持，通过提高碳水化合物的能量供应比例来降低血糖水平和改善胰岛素抵抗的理论受到质疑。

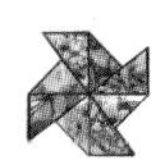

（3）1994—2000年，美国糖尿病学会和美国国立卫生研究院强调应通过生活方式的改善，确保能量适宜摄入，且合理、均匀分配各种宏量营养素，适量补充膳食纤维，以此来达到糖尿病营养治疗的目的，即控制血糖、血压和血脂。

二、营养治疗的目的

营养治疗的目的是改善糖尿病患者的症状（图1-1），包括纠正能量代谢紊乱，平稳控制血糖、血压和血脂，减轻胰岛β细胞负荷，从而减少糖尿病并发症的发生，延缓糖尿病并发症的发展。根据不同的糖尿病患者合并的不同并发症，平衡其营养摄入，调整其生活方式，从而保证糖尿病患者的正常生活，尤其是保障儿童及青少年糖尿病患者的正常成长发育，进一步提高其生活质量。

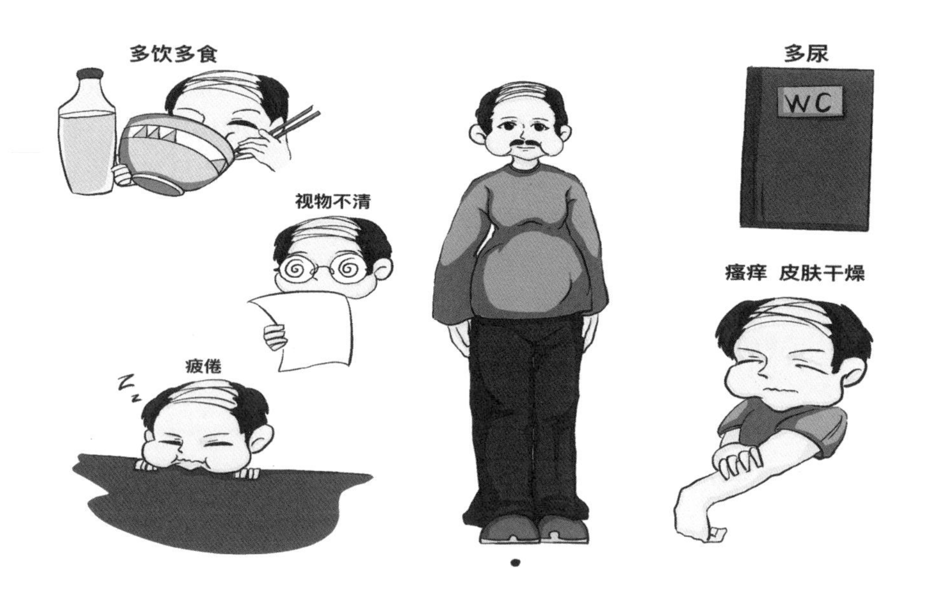

图1-1　糖尿病患者的症状

营养治疗的主要目的如下：

1.维持血糖、血脂在正常水平

血糖水平过高、过低都会增加糖尿病相关并发症发生的风险。血脂水平过高增加心血管病变的风险，血脂水平过低影响患者的营养状况，对传染性疾病的抵抗力下降。

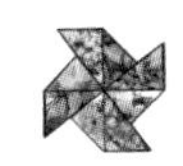

2.控制体重在理想范围

营养治疗为儿童、青少年患者的生长、发育提供足够的热量，以满足其较高的能量需求。

3.保证特殊时期妇女的营养需求

妊娠期、哺乳期糖尿病妇女患者处在特殊的生理阶段，对营养物质的需求与普通糖尿病患者不同，需要根据体重的变化和营养元素的测定状况，制订恰当的营养治疗方案。

4.增强机体抵抗力

蛋白质是营养元素的重要组成物质，蛋白质又是机体合成抗体的原料，只有均衡、适量地补充蛋白质，才会改善机体营养状况，增加机体抗病能力。

5.恢复部分胰岛功能

均衡、合理的营养摄入可减轻胰岛β细胞负荷，高血糖状态时胰岛β细胞分泌受抑制，适当的血糖环境有利于胰岛功能恢复。

6.改善机体健康水平

营养治疗不仅是控制营养素比例和热量总量，同时要调节机体内环境，促进机体新陈代谢，促使机体恢复稳态，提高患者的健康水平，改善其生活质量。

三、营养治疗的原则

1.个体化治疗贯穿全程

营养疗法是糖尿病综合治疗的基础，不同类型的糖尿病患者和处于不同病程阶段的糖尿病患者都需要予以不同的营养治疗。根据患者的性别、体重、活动量，以及是否合并糖尿病急/慢性并发症等情况，制订个体化饮食治疗方案。正常体重的男性糖尿病患者的合理饮食结构详见图1-2，正常体重的女性糖尿病患者的合理饮食结构详见图1-3。

对于糖尿病合并肥胖患者可通过减重有效控制血糖，减轻胰岛素抵抗。在不发生低血糖的情况下，通过调整饮食结构，尽量做到高纤维、适量蛋白质、低糖饮食，以减少精致碳水化合物的摄入。超重男性糖尿病患者的合理饮食结构详见图1-4，肥胖男性糖尿病患者的合理饮食结构详见图1-5，超重肥胖女性糖尿病患者的合理饮食结构详见图1-6。

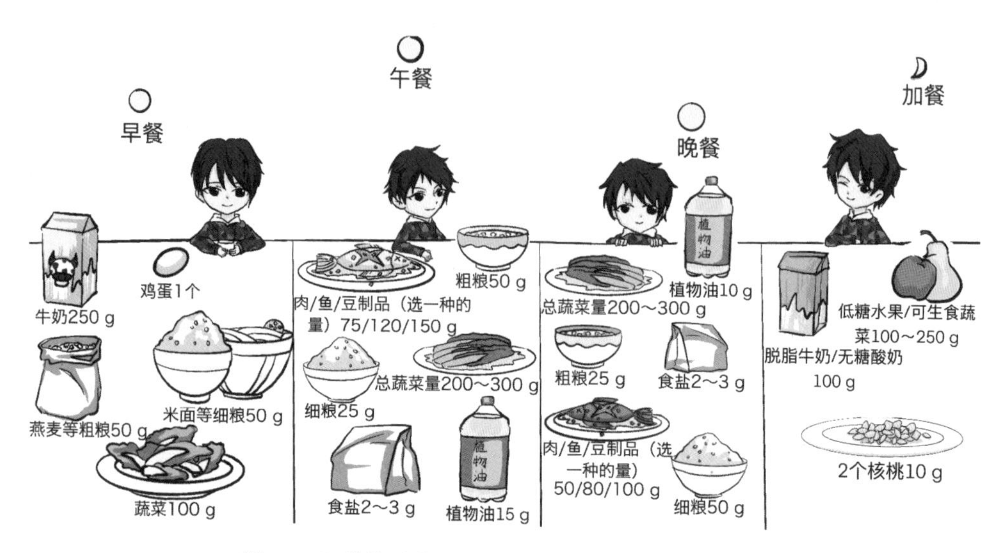

图1-2 正常体重的男性糖尿病患者的合理饮食结构

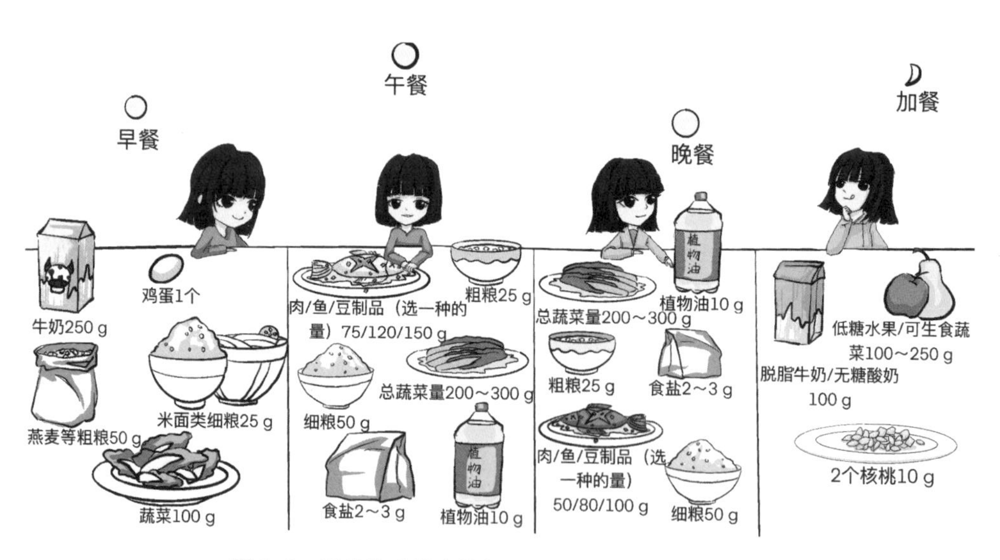

图1-3 正常体重的女性糖尿病患者的合理饮食结构

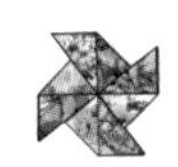

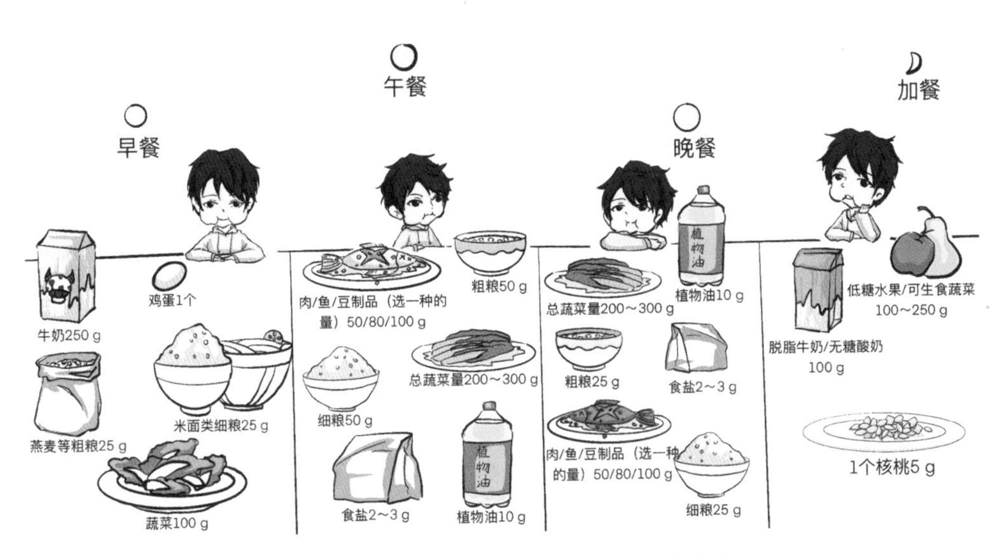

图1–4　超重男性糖尿病患者的合理饮食结构

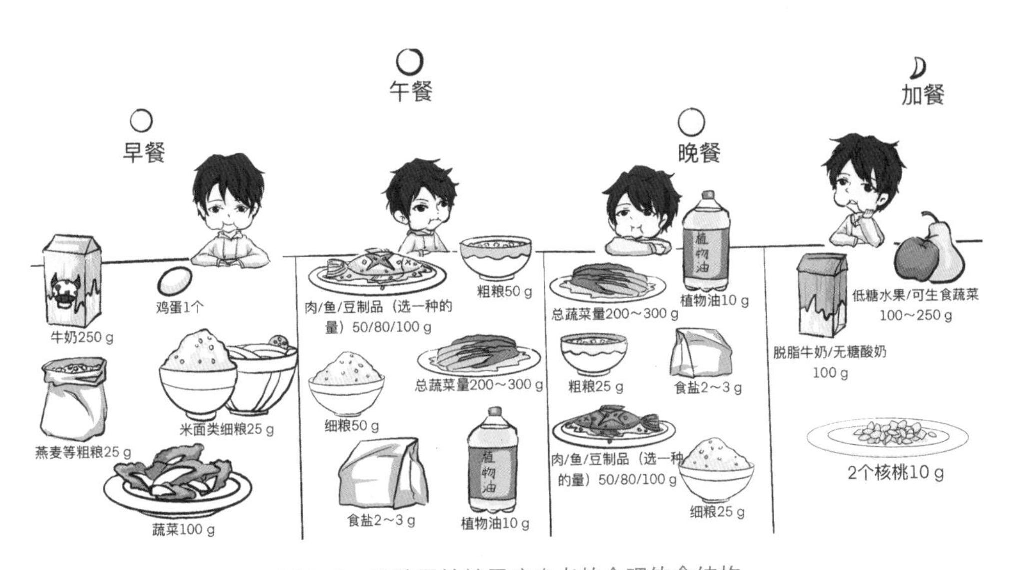

图1–5　肥胖男性糖尿病患者的合理饮食结构

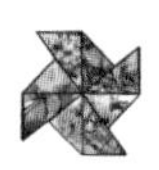

早餐
午餐
晚餐
加餐
鸡蛋1个
牛奶250 g
燕麦等粗粮25 g
米面类细粮25 g
蔬菜100 g
肉/鱼/豆制品（选一种的量）50/80/100 g
粗粮25 g
细粮25 g
总蔬菜量200～300 g
食盐2～3 g
植物油10 g
总蔬菜量200～300 g
植物油10 g
粗粮25 g
食盐2～3 g
肉/鱼/豆制品（选一种的量）50/80/100 g
细粮25 g
脱脂牛奶/无糖酸奶100 g
低糖水果/可生食蔬菜100～250 g

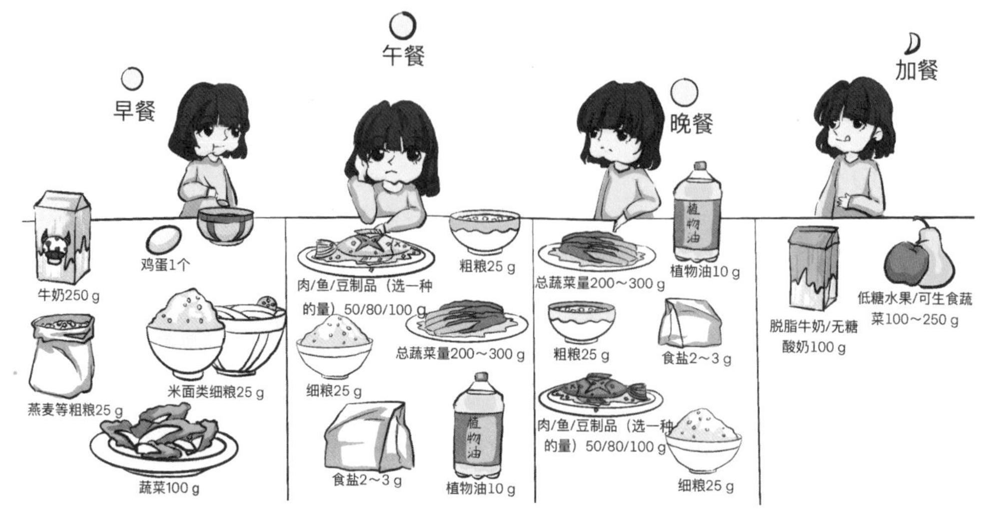

图1–6　超重肥胖女性糖尿病患者的合理饮食结构

对于合并营养不良或消瘦的糖尿病患者，应调整营养素配比，适当增加能量摄入，增加蛋白质的能量供应比例，增重至理想体重并维持。对糖尿病患者进行教育，使糖尿病患者充分了解营养治疗的具体方法及重要意义，引导其主动配合，调整饮食结构，并能够长期坚持，将营养治疗贯穿糖尿病治疗的全程。

2.能量摄入需适宜

（1）要求摄入的能量满足机体正常的营养需求，防止发生营养不良及身体消瘦情况。

（2）需要防止热量摄入过量，避免超重及肥胖，达到并维持理想体重为宜。

（3）成年患者能量摄入需维持机体正常代谢以达到并维持理想体重，不同体重的糖尿病患者的饮食方案详见图1–7。

（4）儿童及青少年患者的能量摄入需保障其正常生长、发育。

（5）妊娠期的糖尿病患者既需要保证母体的营养需求，也需要保证胎儿的正常发育。

3.饮食结构合理化

（1）三大营养素的组成比例合理。在保证每日所需总热量的前提下，合理调整膳食结构，轻度降低主食（糖类）摄入比例，定量摄入主食，保证足量蛋白质摄入，减少脂肪摄入，适当增加膳食纤维的摄入。

（2）食物种类多样化。每餐碳水化合物、蛋白质、脂肪、纤维素、微量元素等营养物质分布要均衡，尽量做到每一餐都包含上述各种营养素，保证充足而全面地摄入各类营养素。

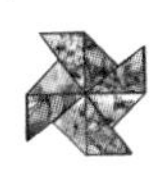

（3）调整不同种类食物的进餐顺序。先进食蔬菜，再进食蛋白质，最后进食主食，有利于控制血糖。

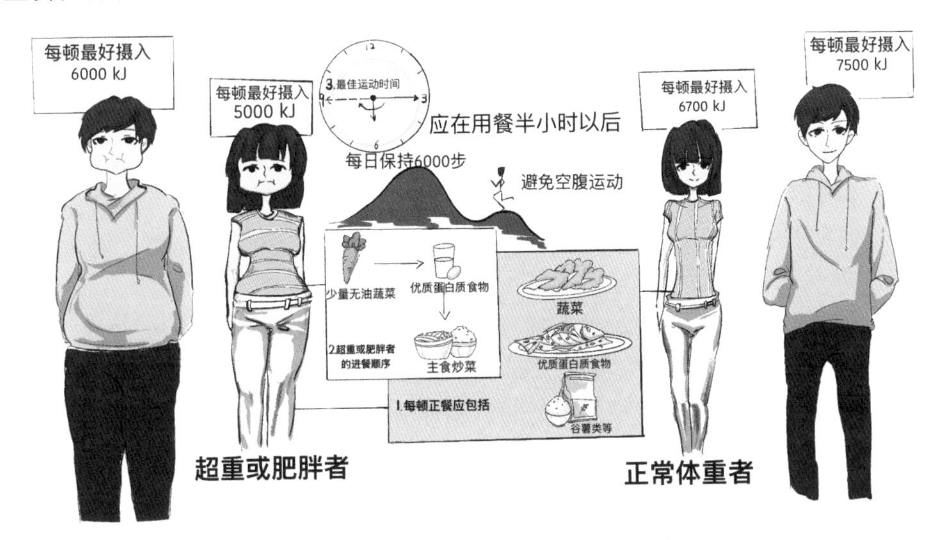

图1–7　不同体重糖尿病患者饮食方案

4.限制饮酒

酒精可扰乱糖尿病患者的正常进餐规律，进而引起血糖波动，增加低血糖发生的风险，并且会损伤肝脏；过量饮酒还会损伤胰腺、心脏等脏器，进而引发高脂血症、痛风等。

5.限制油、盐，清淡饮食

控制盐、油、糖的用量，摄入过多动物油及肥肉会引起超重、肥胖及高血脂。摄入过多食盐会使高血压、卒中等疾病的发生概率增加，每日食盐摄入量应不超过6 g，尤其对于糖尿病合并高血压的患者，应减少高盐食品的摄入，如加工类食品、腌制类食品、酱油和调味酱使用过多的食品等。

6.摄入充足的维生素和无机盐

（1）维生素是糖尿病患者需要关注并足量补充的重要营养素，尤其是存在急/慢性并发症的糖尿病患者，更应重视合理补充维生素，可选择富含B族维生素的糙米、粗粮、瘦肉、乳制品和颜色较深的绿叶蔬菜。此外，有多种新鲜蔬菜富含维生素C，如芹菜、白菜、番茄、西兰花、青椒、韭菜等。老年糖尿病患者应增加铬元素的摄入，铬含量多的食物有动物肝脏、蘑菇、酵母、牛肉等。

（2）微量元素是指人体内含量甚微的元素，其中必需微量元素是人体不可缺少的元素，需要合理膳食加以补充，若糖尿病患者缺少某些微量元素，可直接影响其糖代谢，饮食多样化才能保证维生素和微量元素的充足摄入。

7.科学的进餐方法

（1）少食多餐，规律饮食。糖尿病患者应合理计划、科学分配每日膳食，少量多次、定时定量进食，不随意暴食或进食零食。合理膳食不仅能够保证机体代谢的需要、控制血糖平稳，而且有助于消化、吸收，减轻胰岛β细胞的负担。每日进餐次数不少于三次，可适当加餐，实行分餐制，即从三次正餐中分出2～3餐，每日可进餐5～6次。从三餐中分出25～50 g主食，分别于上午10～11时、下午3～4时以及睡前进食。对于注射胰岛素的糖尿病患者，睡前可进食少量主食，可选择胃内停留时间较长的食物，如可少量进食蛋白质类食物，以防止低血糖。

（2）就餐分配原则。按每日三餐分配为1/3、1/3、1/3或1/5、2/5、2/5，也可按每日四餐分配为1/7、2/7、2/7、2/7。因各种升糖激素，如胰高血糖素、肾上腺素等，分泌的高峰时段在早晨，此时肝糖原分解增加，故在上午时段容易发生早餐后血糖较高的情况，所以早餐摄入的能量比例应小于中、晚餐。

（3）养成规律进餐的习惯。不禁食暴食、不吃或少吃零食，对于合并消瘦的糖尿病患者或处于特殊时段的糖尿病患者，如妊娠期糖尿病患者，可适当加强其营养，让其适量加餐或进食零食。

（傅松波　李郁卓）

第二节　糖尿病热量供应特点

合理体重（reasonable weight，RW）系指糖尿病患者及其主管医师或营养医师均认为的可在一定时期内达到并能长期维持的体重水平。合理体重对于有效控制血糖、血压和血脂有更确切的意义，与传统的理想体重（ideal body weight，IBW）相比，RW更有现实意义及临床价值。

一、每日供给基本热量

糖尿病患者的每日基本热量的供给应结合多种因素，如患者的体重（肥胖、消瘦或者理想）、体力活动强度、病情轻重及合并并发症情况等进行计算。成人静息状态下每人每日理想体重给予热量105～125.5 kJ/kg（25～30 kcal/kg）；轻体力劳动状态下每人每日理想体重给予热量125.5～146 kJ/kg（30～35 kcal/kg）；中度体力劳动状态下每人每日理想体重给予热量146～167 kJ/kg（35～40 kcal/kg）；重度体力劳动状态下每人每日理想体重给予热量167 kJ/kg（40 kcal/kg）以上。但是由于糖尿病患者大多合并肥胖、高脂血症等，应该相应地减少热量摄入量，

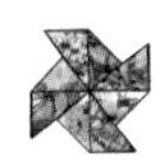

调整营养素的配比，而对于其他处于特殊阶段的患者，如儿童、青少年、妊娠期妇女、哺乳期妇女及并发消耗性疾病的患者，应适量增加热量摄入量。总之，糖尿病患者应根据具体情况个体化地调整热量摄入。轻体力劳动人员主要指长时间站立或坐着工作的人员，如办公室工作人员、教师、实验员、售货员等；中体力劳动人员主要包括负重行走人员、搬运工、学生、司机、电工等；重体力劳动人员主要包括非机械依赖性农业人员、装卸工人、建筑工人、伐木工人、挖掘工人、钻井工人等。

二、摄入热量评估及计算

通过调整热量摄入量及营养素构成比达到并维持理想体重是营养治疗的目的之一。通常采用传统公式计算理想体重，即IBW(kg)＝身高(cm)-105，因为东方人体型偏小，也可采用平田公式进行理想体重的计算，即IBW(kg)＝[身高(cm)-100]×0.9，平田公式计算出的理想体重值较传统公式计算出来的值稍低。实际体重在根据公式计算得出的理想体重的±10%之内属于正常体重；若其值大于20%，则视为肥胖，其中20%～30%为轻度肥胖，30%～50%为中度肥胖；若其值大于50%为重度肥胖；若其值小于20%，则为消瘦。目前认为体重指数（body mass index，BMI）是判断身体营养状态的指标，用于判断人体的肥胖程度，其计算公式为：BMI＝体重(kg)/身高^2(m^2)。James等提出的BMI正常范围为19～25 kg/m^2，因为东方人体型偏小，所以这一范围的上限值对东方人而言可能偏高，我国针对中国人提出的BMI正常范围为19～23 kg/m^2。在临床实践的过程中，对于合并中度至重度肥胖的糖尿病患者，使其进行体重管理达到并保持“理想体重”实现起来较为困难。因此，美国糖尿病学会提出的“合理体重”概念对于有效控制血糖、血压和血脂更有实践意义，在临床操作时更易于执行。

（傅松波　李郁卓）

参考文献

[1]纪立农，马方．中国糖尿病医学营养治疗指南(2010)[M].北京：人民军医出版社，2011.

[2]翟凤英，王惠君，杜树发，等．中国居民膳食结构与营养状况变迁追踪[J].医学研究杂志，2006(4)：3-6.

[3]杨子艳，李蕴瑜，李长平，等．老年住院糖尿病患者膳食营养分析[J].中国临床营养杂志，2005(1)：42-45.

[4]国家卫生健康委员会．成人糖尿病食养指南(2023)[R].中华人民共和国国家卫生健康委员会，2023，1.

[5]蔡美琴,沈秀华,王少墨,等.糖尿病患者的营养状况及影响血糖控制的非药物因素分析[C]//达能营养中心(中国).达能营养中心第五届学术会议论文集.《卫生研究》编辑部,2002:44-46.

[6] American Diabetes Association. Standards of medical care in diabetes-2010 [J]. Diabetes Care,2010,33(suppl 1): S23-S28.

[7] FRAZE M J, BANTLE J P, BEEBE C A, et al. Evidence - based nutrition principles and recommendations for the treatment and prevention of diabetes and related complications [J]. Diabetes Care,2003,26 (Suppl)1: S51-S61.

[8]SACKS F M,BRAY G A,CAREY V J,et al. Comparison of weight-loss diets with different compositions of fat,protein,and carbohydrates [J]. N Engl J Med,2009,360(9): 859-873.

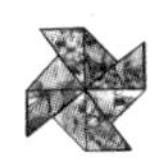

第二章　糖尿病临床营养治疗的基础理论及治疗原则

第一节　营养素与能量

一、碳水化合物

对糖尿病患者而言，碳水化合物所提供的热量应占总摄入热量的55%～65%。碳水化合物对胰岛素及血糖的分泌均具有重要影响，因此，合理摄取碳水化合物对控制糖尿病患者的病程进展起重要作用，可增加患者复合碳水化合物、富含可溶性食物纤维素的碳水化合物及富含纤维的蔬菜的摄入量。控制碳水化合物的总热量比控制碳水化合物种类更重要，在良好地控制了碳水化合物的总热量摄入时，可不必严格限制蔗糖的摄入量。研究表明，摄入同等能量的各类淀粉或蔗糖，血糖水平无明显差异，蔗糖引起的血糖升高幅度并不高于同等能量淀粉引起的血糖升高幅度。日常生活中摄入的热能主要来源于碳水化合物，每50 g米或面含碳水化合物约38 g，其他种类食物中，如乳制品、豆制品、蔬菜、水果也含有一定量的碳水化合物。由于大脑只能依靠葡萄糖提供能量，且不能储存葡萄糖，因此对于糖尿病患者，推荐每天碳水化合物的摄入量应不低于130 g。除碳水化合物的摄入量外，糖类食物的种类（葡萄糖、蔗糖、果糖、乳糖）、淀粉类型（直链淀粉、支链淀粉、抗性淀粉）、加工方法、加工时长及程度对餐后血糖均有影响。食物血糖指数（glycemic index，GI）亦称为血糖升高指数，可用于比较进食不同种类碳水化合物引起血糖升高的速度和能力，其定义为进食恒量（通常为50 g）的某种碳水化合物类食物后，2～3 h内的血糖水平升高，产生的时间血糖曲线下面积与进食等量标准食物（通常为葡萄糖或白面包）后产生的时间血糖下面积的百分比值。低GI食物包括谷类（多为未加工或少加工的粗粮，如整粒小麦、大麦、玉米、燕麦等）、大多数豆类（如红豆、绿豆、大豆、小扁豆）、绝大部分乳类（如牛奶、酸奶、奶粉、奶酪等）、蔬菜类（大部分茎叶类蔬菜，以及西红柿、黄瓜、芹菜、洋葱、白菜等)、水果类(富含果酸的水果，如苹果、梨、橘子、橙子、草莓、蓝莓、樱桃等)。世界卫生组织(World Health Organization，WHO)以及欧洲糖尿病营养研究专家组均推荐糖尿病患者摄入低GI食物。研究表明，低GI饮食可降低2型糖尿病的发病风险，有助于减少新发糖尿病患者的脂肪摄入量，更好地控制血糖水平和体重，改善糖尿病患者体内的高氧化应激状态。在糖尿病患者中，用果糖代替饮食中的淀粉或蔗糖，也可降低餐后血糖水平。但由于摄入过量果糖会降低肝脏脂肪代谢，导致血脂水平升高，因此不推荐糖尿病患者在日常饮食中添加大量果糖作为甜味剂，但蔬菜、水果或其他种类食物中存在的天然果糖不会给糖尿病患者带来不利影响，因此，糖尿病患者不必禁食水果。单糖和双糖在肠道不需要消化酶可直接被吸收入血，使血糖水平在短时间内迅速升高，还可能降低胰岛素的敏感性，导致患者的病情加重，因此糖尿病患者应少食或禁食单糖和双糖。如果喜欢甜食可以适当食用一些含有木糖醇、甜菊糖、蛋白糖等非营养性甜味食品。

二、蛋白质

糖尿病患者的蛋白质摄入量不应超过需要量，即不多于总热量的20%。目前尚无充分证据表明，糖尿病患者每日蛋白质摄入量需高于或低于正常人每日蛋白质摄入量。目前仍采用健康成人每日所需蛋白质供给标准，即1.0 g/(kg·d)，蛋白质所占能量比例为10%～20%。对于肾功能正常的糖尿病患者，不用改变常规蛋白质的摄入量(每日总摄入能量的15%～20%)。当糖尿病患者出现肾脏受累、肾小球滤过率(glomerular filtration rate，GFR)降低或确诊为糖尿病肾病时，则需限制蛋白质的摄入量。存在微量蛋白尿的糖尿病患者，蛋白质的摄入量应低于0.8 g/(kg·d)；存在显性蛋白尿的糖尿病肾病患者，蛋白质的摄入量应低于0.6 g/(kg·d)。摄入蛋白质时应选择优质蛋白质，优质蛋白质的定义是，经蛋白质消化率校正的氨基酸评分，评分高且能够提供9种必需氨基酸，且含量充足、比例适当、容易被人体消化吸收的蛋白质，例如鱼类、禽类、肉类、蛋、乳类和大豆。不属于优质蛋白质的食物包括米、面、蔬菜、水果、坚果。不同来源的蛋白质对血糖水平影响不大，但是植物蛋白质，尤其是大豆蛋白质对于血脂的控制优于动物蛋白质。

三、脂肪

(一) 糖尿病患者摄入脂肪的特点

脂肪供能所占供能比应低于总供能的30%。脂肪摄入量逐年攀升，是近10年我国人群食物摄入的显著变化特点之一，尤其在城市人群中，这一特点更为显

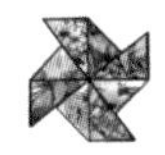

著。过高的脂肪摄入量可增加远期心血管疾病的发病风险。将脂肪所占供能比限制在30%以下，具有重要的临床意义。由于反式脂肪酸和饱和脂肪酸可引起血低密度脂蛋白胆固醇（low density lipoprotein cholesterin，LDL-C）水平升高，促使肥胖、高脂血症及心血管疾病的发生，故需要限制反式脂肪酸、饱和脂肪酸及胆固醇的摄入量，而提高ω-3多不饱和脂肪酸膳食量，可降低心血管疾病的发生率，ω-3脂肪酸与ω-6脂肪酸之间的适宜比例，推荐为1∶10～1∶4，单不饱和脂肪酸（monounsaturated fatty acid，MUFA）可改善血脂和脂蛋白水平。若蛋白质供能比为10%～20%，则脂肪和糖类的供能比应为1.1∶1～1.25∶1。饱和脂肪酸和多不饱和脂肪酸供能比均应小于10%，而单不饱和脂肪酸和糖类则提供剩余的60%～70%的热量。

（二）不同血脂水平的患者摄入脂肪的建议

1.对于体重和血脂水平正常者，推荐采用美国国家胆固醇教育方案（national cholesterol educaton program，NCEP）的标准，脂肪供能比应小于30%。其中，摄入饱和脂肪酸和多不饱和脂肪酸的比例均应少于10%，单不饱和脂肪酸提供剩余部分的脂肪能量供应（约为10%～15%）。每日胆固醇摄入量应小于300 mg。

2.对于低密度脂蛋白胆固醇（LDL-C）水平增高者，进一步控制饱和脂肪酸和多不饱和脂肪酸供能比，让其小于7%，且胆固醇摄入量要小于200 mg/d。

3.对于甘油三酯和极低密度脂蛋白胆固醇（very low density lipoprotein cholesterin，VLDL-C）水平增高者，应控制饱和脂肪酸供能比小于10%，适当增加MUFA的摄入量，同时减少糖类摄入量使其供能比降至50%以下。

4.对于甘油三酯含量大于1000 mg/dL（11.3 mmol/L）的患者，需减少各种类型脂肪的摄入量，并进行药物治疗。

四、膳食纤维

膳食纤维对于维持肠道健康和预防肠道疾病均有助益。高膳食纤维食物具有脂肪含量低、能量密度低、体积大的特点。进食富含膳食纤维的食物，有助于预防肥胖、2型糖尿病和心血管系统疾病。传统膳食纤维的定义主要依据的是物质的化学结构，是指不被人体消化、吸收的植物性成分和不具有能量储存的多聚糖。膳食纤维又可根据其水溶性分为不溶性膳食纤维和可溶性膳食纤维。不溶性膳食纤维包括纤维素、木质素和半纤维素等，它们存在于谷类和豆类的表皮及植物的茎叶部，可吸附肠道中的水并形成网络状，使食物与消化液不能充分混合，延缓淀粉类食物的消化、吸收，减少胰岛素水平的骤升骤降，可改善糖尿病患者餐后血糖的控制及降低血脂，增加饱腹感并软化粪便。可溶性膳食纤维包括果胶、树胶、豆胶、藻胶等，其在豆类、水果、海带等食品中的含量较多，可在胃肠道遇水后与葡萄糖形成黏胶，从而减慢糖类的吸收，降低餐后血糖及胰岛素水平，并能降低血浆胆固醇水平。虽有研究表明摄入足够量的经选择的可溶性膳食纤维可抑制小肠黏膜对葡萄糖的吸收，但尚无证据表明从多种自然膳食中摄取等量的混合型膳食纤维（包括可溶性膳食纤维和不溶性膳食纤维）具有降低血糖的临床意义。故糖尿病患者的膳食纤维摄入量相较普通住院患者并无不同。美国糖尿病 学会推荐每人每日膳食纤维摄入量为20～35 g。

五、维生素

维生素是机体物质代谢过程中的辅酶和（或）抗氧化剂。各种维生素与糖尿病的发生及病程的发展均密切相关，例如，维生素A可减小1型糖尿病患儿动脉粥样硬化的发生风险，维生素C和维生素E作为机体内抗氧化剂，可以预防糖尿病相关慢性并发症的发生。维生素D与胰岛素抵抗及胰岛β细胞功能有关，维生素D可以降低2型糖尿病的患病风险。维生素B_1可用于治疗糖尿病相关神经病变。流行病学研究表明，糖尿病患者往往存在多种维生素的缺乏，如1型糖尿病患者常存在维生素A、维生素B_1、维生素B_2、维生素B_6、维生素C、维生素D、维生素E等的缺乏，2型糖尿病患者则以B族维生素、β胡萝卜素及维生素C缺乏最为常见。糖尿病患者应认识到均衡饮食，并从食物中获取足量的维生素以达到每日的需求量，在糖尿病相关并发症的预防及治疗中非常重要。孕妇、哺乳期妇女、老年人群中的糖尿病患者，更需补充多种维生素。

六、无机盐及微量元素

由于代谢障碍及饮食控制经常会引起糖尿病患者无机盐和微量元素的代谢紊乱，而这些无机盐和微量元素本身对胰岛素的合成、分泌、贮存、活性释放以及能量代谢等一系列过程发挥着重要作用。锌与胰岛素的合成、分泌、贮存、降解以及生物活性及抗原性有关，锌缺乏会使胰腺和β细胞内锌浓度降低，导致胰岛素合成减少。铬是人体的必需微量元素，三价铬的复合物在人体中被称作“葡萄糖耐量因子”，其有利于改善糖耐量。硒是人体必需的微量元素，参与谷胱甘肽过氧化酶的构成，可降低机体脂质过氧化反应，保护肾小球、眼视网膜及心肌细胞免受氧自由基损伤。镁是多种糖代谢酶的辅因子，如葡萄糖激酶、糖原合成酶、醛缩酶等。糖尿病患者钙、磷代谢异常可诱发骨代谢的病理生理改变，如骨量减少和骨质疏松等。

在临床工作中，一方面需要告知糖尿病患者预防微量元素的缺乏，均衡饮食；另一方面可选择在日常生活中适当补充含多种微量元素的营养制剂，而非大

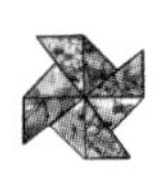

量补充某一种微量元素，以免造成代谢失衡，这样反而对机体产生不利影响。

七、酒精

酒精本身对血糖和血清胰岛素浓度影响不大，但与酒精同时摄入的碳水化合物很可能会显著升高血糖水平。15 g纯酒精的酒量为1个酒精单位，大约相当于45 mL蒸馏酒、150 mL葡萄酒或450 mL啤酒。持续过量饮酒（每天大于3个酒精单位）可引起血糖水平升高，因此不推荐糖尿病患者饮酒。如要饮酒，建议女性每天不超过1个酒精单位，男性每天不超过2个酒精单位，且每周饮酒次数不超过2次。

（傅松波　李郁卓）

第二节　各类食物的营养价值

糖尿病患者食物的选择最终需落实到一日三餐食谱的安排和具体食物的选择方面，合理、方便地选择食物有助于控制血糖，提高患者的生活质量。

一、谷物类

谷物类食物是碳水化合物的主要来源，其他淀粉类食物如马铃薯、红薯、山药、芋头、凉粉、粉条等含有的碳水化合物也较多，选择时应注意其所含热量。提倡多选用粗杂粮，如荞麦、燕麦、玉米面等代替部分米、面。粗粮不仅富含膳食纤维，而且富含微量元素铬。糖尿病患者进食富含植物纤维的豆类和藻类食品后，其消化吸收速度减慢，从而可延缓餐后血糖的升高。

二、肉、蛋、乳、豆类

猪肉、牛肉、羊肉、鸡肉、鸭肉、鱼、虾、蛋、乳、豆类及豆制品类食物均为富含蛋白质的食品，应按照规定量选用精瘦肉和豆制品，少选肥肉和内脏等富含饱和脂肪酸、胆固醇的食品。牛奶及奶制品含有较多的钙和维生素B_2，有条件的糖尿病患者最好每日饮用250～500 mL纯牛奶。

三、蔬菜类

蔬菜富含维生素、无机盐、膳食纤维。除了豌豆、毛豆、蒜苗、胡萝卜等含热量较高的蔬菜之外，对于常见的茎叶类、瓜类蔬菜，糖尿病患者都可以任意食用。

四、水果类

水果含有一定量的单糖、双糖，食后会快速升高血糖。糖尿病患者可按照每150～200 g带皮橘子、梨、苹果等换成25 g主食适当选用，但如果食后血糖升高，则最好将血糖控制在理想范围内后限量食用，食用时段最好选在两餐之间。香蕉、红枣、柿子等含糖量较高的水果或干果应限量食用。

五、油脂类

富含脂肪的食物，应严格限量食用。大约2个核桃或15粒花生米或30粒瓜子就可产生约10 g油脂。由于动物油中含有较高的饱和脂肪酸，因此提倡尽量使用植物油。但是植物油中仍含有很高的热量，也需要严格限量食用。肥胖患者必须严格控制油脂类食品（包括花生、核桃等富含油脂的坚果类）的摄入量，非肥胖人群可适量选用花生、核桃作为加餐充饥食品。

六、酒类

每克酒精可产热量30 kJ。酒精代谢虽然不需要胰岛素，但是酒精热量较高，而且长期饮酒容易引起脂肪肝、高脂血症等。另外，对于注射胰岛素和口服磺脲类降糖药的糖尿病患者，空腹饮酒容易诱发低血糖，因此最好戒酒或少量饮酒。

（傅松波　李郁卓）

第三节　营养状况评价与膳食平衡

一、食物交换份法

食物交换份法是糖尿病营养治疗和营养教育的经典方法，该方法简便易行，是国内外普遍采用的糖尿病膳食计算方法。食物根据其来源和性质被分成几大类，同类食物在一定质量内，所含蛋白质、脂肪、碳水化合物的能量相似。因此，在制定食谱时同类食品中的各种食物可以互相交换。不同类食物间，每份食物提供的热能也是相等的，可将每种食品能产生376 kJ能量的质量作为一个食品交换单位的标准。利用食物交换份法进行配餐时，同类食品可以互换，患者可根据自己的口味、习惯、嗜好进行食物的搭配。

食物交换法：每种食物能产生376 kJ热量的质量作为1个食品交换单位（简

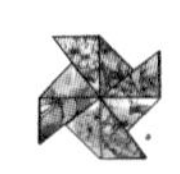

称单位）。如1个交换单位：米25 g，面粉25 g，鸡蛋50 g，牛奶120 mL，馒头半个（1两1个）。具体内容见表2-1。

表2-1 不同热量糖尿病饮食内容举例

能量		谷薯类		肉蛋豆类		菜果类		油脂类		乳类	
kJ	份数	质量/g	份数	质量/g	份数	质量/g	份数	质量/g	份数	质量/g	份数
5040	14	150	6	150	3	500	1	20	2	250	1.5
5880	16	200	8	150	3	500	1	20	2	250	1.5
6720	18	250	10	150	3	500	1	20	2	250	1.5
7560	20	300	12	150	3	500	1	20	2	250	1.5
8400	22	350	14	150	3	500	1	20	2	250	1.5
9240	24	400	16	150	3	500	1	20g	2	250	1.5

举例：患者，女性，48岁，身高165 cm，体重75 kg，教师。患糖尿病3年，采用单纯营养治疗，未出现明显并发症。

制定食谱步骤：

第一步：计算标准体重。

165－105＝60（kg），实际体重75 kg比标准体重超25%，属于肥胖型体重，教师属轻体力劳动。

第二步：计算每日所需总热量。

按照成人糖尿病热量供给标准表，每日应摄入热能标准为

84～105 kJ/(kg·d)。则全天所需总热量为：

60×84＝5040(kJ)，60×105＝6300(kJ)，即5040～6300 kJ。

第三步：计算食品交换份份数。

5040÷376≈14(份)，6300÷376≈17(份)，即14～17份。

第四步：参考上述表格分配食物，根据自己习惯和嗜好选择并交换食物。

全天需主食200 g，蔬菜500 g，肉蛋豆类150 g，奶类250 g，油脂2汤匙。

第五步：将食物安排至各餐次中，制订平衡膳食计划。

二、糖尿病食品交换份表

糖尿病食品交换份表见表2-2至表2-8。

表2-2 谷、薯类食物等量交换表376 kJ（90 kcal）

类别	主要食物	每份质量/g	质量估算
谷物	大米、面粉、玉米面、杂粮等（干、生、非加工类制品）	23～27	大米1把
主食制品	馒头、花卷、大饼、烧饼、米饭、面包、面条等（不包括干面条）	34～38	馒头约半个 米饭半碗 面包1片
全谷物	玉米粒（干）、高粱米、小米、荞麦、黄米、燕麦、藜麦、青稞等	23～27	小米1把
杂豆类	绿豆、赤小豆、芸豆、蚕豆、豌豆、眉豆等	23～27	绿豆1把
粉条（丝）及淀粉	粉条、粉丝、团粉、玉米淀粉等	23～27	粉丝1把
糕点和油炸类	蛋糕、江米条、油条、油饼等	20～23	油条1/4根、江米条5根
薯芋类	马铃薯、甘薯、木薯、山药、芋头、豆薯等	90～110	马铃薯半个

表2-3 蔬菜类等量交换表376 kJ（90 kcal）

类别	主要食物	每份质量/g	质量估算
蔬菜（综合）	常见蔬菜（不包含腌制、罐头等制品，干制蔬菜需换算）	240～260	—
茄果类	茄子、西红柿、柿子椒、辣椒、西葫芦、黄瓜、丝瓜、冬瓜、南瓜等	360～400	西红柿约2个、黄瓜1根
白色叶花茎类菜	白菜、奶白菜、圆白菜、娃娃菜、菜花、白笋、竹笋、百合、鱼腥草等	300～350	奶白菜3把、圆白菜半棵
深色叶花茎类菜	油菜、菠菜、油麦菜、鸡毛菜、香菜、乌菜、萝卜缨、茴香、苋菜等（特指胡萝卜素含量大于等于300 μg的蔬菜）	270～300	油菜3把、菠菜3把
根茎类	白萝卜、胡萝卜、水萝卜、山药等（不包括马铃薯、芋头等薯芋）	280～320	胡萝卜1根、白萝卜半根
鲜豆类	豇豆、扁豆、四季豆、刀豆、豌豆等（新鲜，带荚）	150～170	扁豆2把
蘑菇类（鲜）	香菇、草菇、平菇、白蘑、金针菇等鲜蘑菇	270～300	平菇2把
蘑菇类（干）	香菇、木耳、茶树菇、榛蘑等干制品	25～30	香菇1把

注：如混食多种蔬菜，选择蔬菜（综合）的份量；如果单选某类蔬菜，按类确定份量。

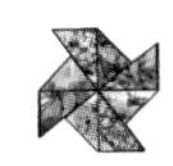

表2-4　水果类等量交换表376 kJ（90 kcal）

类别	主要食物	每份质量/g	质量估算
水果(综合)	常见水果(不包括糖渍、罐头类制品,干制水果需换算)	140～160	—
柑橘类	橘子、橙子、柚子、柠檬等	180～220	橘子2个、橙子1个
仁果、核果、瓜果类	苹果、梨、桃、李子、杏、樱桃、甜瓜、西瓜、黄金瓜、哈密瓜等	160～180	苹果1个
浆果类	葡萄、石榴、柿子、桑椹、草莓、无花果、猕猴桃等	140～160	草莓7颗、猕猴桃2个
枣和热带水果	各类鲜枣、芒果、荔枝、桂圆、菠萝、香蕉、榴莲、火龙果等	70～90	鲜枣7个、香蕉1根、荔枝4颗
干果	葡萄干、杏干、苹果干等	24～28	葡萄干1把

注：如混食多种水果，选择水果（综合）的份量；如果单选某类水果，按类确定份量。

表2-5　肉类等量交换表376 kJ（90 kcal）

类别	主要食物	每份质量/g	质量估算
畜肉类(综合)	常见禽畜肉类	40～60	—
畜肉类(纯瘦,脂肪≤5%)	牛里脊、羊里脊等	70～90	约手掌大
畜肉类(瘦,脂肪6%～15%)	猪里脊、牛腱子、羊腿肉等	50～70	牛腱子1块
畜肉类(肥瘦,脂肪16%～35%)	前臀尖、猪大排等	25～35	猪大排1块
畜肉类(较肥,脂肪36%～50%)	五花肉、肋条肉等	15～25	五花肉1块
畜肉类(肥,脂肪≥85%)	肥肉、板油等	10～13	肥肉1粒
禽肉类	鸡、鸭、鹅、火鸡等	40～60	鸡肉1块
畜禽内脏类	猪肝、猪肚、牛舌、羊肾、鸡肝、鸡心、鸭肫等	60～80	猪肝1块
蛋类	鸡蛋、鸭蛋、鹅蛋、鹌鹑蛋等	50～70	鸡蛋1个
鱼类	鲤鱼、草鱼、鲢鱼、鳙鱼、黄花鱼、带鱼、鲳鱼、鲈鱼等	60～90	鲤鱼1块
虾蟹贝类	河虾、海虾、河蟹、海蟹、河蚌、蛤蜊、蛏子等	100～130	海虾5只 河蟹2只

注：如果不便判断脂肪含量，则选择畜肉（综合）的份量，否则按类确定份量。五花肉、肥肉宜减少食用频次或摄入总量。

表 2–6 坚果类等量交换表 376 kJ（90 kcal）

类别	主要食物	每份质量/g	质量估算
淀粉类坚果(碳水化合物≥40%)	板栗、白果、芡实、莲子等	24～26	板栗 4 颗、莲子 1 把
高脂类坚果(脂肪≥40%)	松子、核桃、葵花子、南瓜子、杏仁、榛子、开心果、芝麻等	12～16	葵花籽 1 把、杏仁 1 把、核桃 2 颗
中脂类坚果(脂肪 20%～40%)	腰果、胡麻子、核桃(鲜)、白芝麻等	18～22	腰果 1 把、芝麻 1 把

表 2–7 大豆、乳及其制品等量交换表 376 kJ（90 kcal）

类别	主要食物	每份质量/g	质量估算
大豆类	黄豆、黑豆、青豆	18～22	黄豆 1 把
豆粉	黄豆粉	18～22	2 汤勺
豆腐	北豆腐	80～100	1/3 盒
	南豆腐	140～160	半盒
豆皮(干)	豆腐干、豆腐丝、素鸡、素什锦等	40～60	豆腐丝 1 把
豆浆	豆浆	320～350	1 杯半
液态乳	纯牛乳(全脂)、鲜牛乳	130～150	2/3 杯
发酵乳	酸奶(全脂)	90～110	半杯
乳酪	乳酪、干酪	23～25	1 块
乳粉	全脂乳粉	18～20	2 瓷勺

表 2–8 调味料类的盐含量等量交换表（2 g 钠或 5 g 盐）

类别	每份质量/g	钠含量/mg	盐含量/g	主要食物
食用盐	5	2000	5	精盐、海盐等
鸡精	10	2000	5	鸡精
味精	24	2000	5	味精
豆瓣酱类	30	2000	5	豆瓣酱、辣椒酱、辣酱等
酱油	32	2000	5	生抽、老抽等
咸菜类	63	2000	5	榨菜、酱八宝菜、腌雪里蕻、腌萝卜干等
黄酱类	78	2000	5	黄酱、花生酱、甜面酱、海鲜酱等
腐乳	84	2000	5	红腐乳、白腐乳、臭腐乳等

（傅松波　李郁卓）

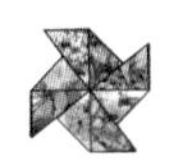

参考文献

[1]国家卫生健康委员会.成人糖尿病食养指南2023年版[R].中华人民共和国国家健康卫生委员会,2023,1(18).

[2]中华医学会糖尿病分会,中国医师协会营养医师专业委员会.中国糖尿病医学营养治疗指南2013年版[J].中华糖尿病杂志,2015,7(2):73-77.

[3]纪立农,马方.中国糖尿病医学营养治疗指南2010年版[M].北京:人民军医出版社,2011.

[4] WYLIE - ROSETT J, SEGAL - ISAACSON C J, SEGAL - ISAASON A. Carbohydrates and increases in obesity: does the type of carbohydrate make a difference? [J]. Obes Res,2004,12 (Suppl 2): 124s-129s.

[5] HOWARD A A, ARNSTEN J H, GOUREVITCH M N. Effect of alcohol consumption on diabetes mellitus: a systematic review [J]. Ann Intern Med,2004,140 (3): 211-219.

[6] LACLAUSTRA M, NAVAS - ACIEN A, Stranges S, et al. Serum selenium concentrations and hypertension in the US Population [J]. Circ Cardiovasc Qual Outcomes,2009,2(4): 369-376.

[7]LIESE A D,WEIS K E,SCHULZ M,et al. Food intake patterns associated with incident type 2 diabetes: the insulin resistance atherosclerosis study [J]. Diabetes Care,2009,32(2): 263-268.

[8] BANTLE J P, WYLIE - ROSETT J, ALBRIGHT A L, et al. Nutrition recommendations and interventions for diabetes: a position statement of the American Diabetes Association [J]. Diabetes Care,2008,31 Suppl 1: S61-S78.

第三章　糖尿病并发症的临床营养治疗

第一节　糖尿病合并冠心病的营养治疗

一、概述

由于社会工业化水平的提高、饮食结构的改变以及老龄化进程的加快，我国糖尿病的患病率显著增加，尤其是2型糖尿病，同时合并冠心病的比例也随之升高。患者因血糖控制不佳长时间暴露于高血糖状态而产生“代谢记忆效应”，组织器官处于长时间的血糖较高的状态可引起氧化应激，受损的内皮细胞、血液黏滞度的增加等因素加重了动脉粥样硬化的进程，久而久之动脉血管硬化，管壁增厚、血管狭窄产生冠心病，糖尿病和冠心病两者相互影响、相互促进。糖尿病与冠心病被认为等危症，2型糖尿病患者死亡的主要原因是冠状动脉性心脏病（coronary artery disease，CAD，简称冠心病），50%的2型糖尿病患者死于冠心病，冠心病是2型糖尿病最严重的并发症之一。2型糖尿病患者中伴有心血管高危因素的达70%以上，其患冠心病的风险增加了2～4倍。我国对2型糖尿病合并冠心病存在“两高”“三低”的管理现状，即患病率高、危害性高，心血管保护药物使用率低和糖尿病筛查率低、控制率低。

中国心脏调查组对北京、上海、广州等7个一线城市的52家三甲医院收治的冠心病患者进行调查，冠心病患者中合并糖代谢异常者占76.9%。EUROASPIRE Ⅳ研究显示，约有27%冠心病患者就诊时合并糖尿病，而在未临床诊断糖尿病的冠心病患者中，无论使用世界卫生组织（WHO）或美国糖尿病学会（American Diabetes Association，ADA）诊断标准作为筛查工具，均能检出约25%的新确诊糖尿病患者。因此应加强2型糖尿病合并冠心病的管理，合理控制共病患者病情进展，减轻社会负担。

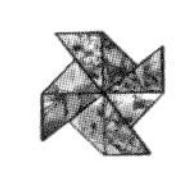

二、临床特点

在糖尿病患者中，随着动脉粥样硬化的逐渐进展，造成冠状动脉的血供减少或者中断，严重者可导致心肌梗死。当糖尿病合并急性心肌梗死时，约32%～42%的患者无任何临床症状或症状不典型，容易被忽视，这是糖尿病患者猝死的最大风险，其可能原因与糖尿病患者心脏自主神经功能障碍有关，此类患者中约1/3由于无典型症状失去了最佳的诊疗黄金时机，死亡率大大增加。另外，同时合并两种疾病的患者血管狭窄更多、更严重，常合并多支狭窄，且狭窄程度也较重，狭窄部位弥漫。由于糖尿病患者长期处于高血糖状态，诱导多种炎症和黏附分子的表达，加重局部血管炎症反应。随着病程的延长，糖尿病患者心肌微小动脉的狭窄更加明显，从而更易发生心肌循环障碍与心肌缺血，发生特异性心肌病变，可致心肌广泛缺血、变性、坏死和纤维化。因此，对2型糖尿病患者进行冠心病的一级预防和二级预防至关重要。随着近年来针对2型糖尿病合并冠心病患者的大型研究，新证据不断涌现，对于此类患者的管理策略也在不断变化。1型糖尿病大多在儿童、青少年期发病，对于血压大于120/80 mmHg和糖化血红蛋白（HbA1c）大于8%的儿童期1型糖尿病患者，发生冠心病的可能性是血压和糖化血红蛋白都较低者的3.1倍。

中医将糖尿病合并冠心病归为消渴胸痹、消心病、糖心病等范畴。《伤寒论·辨厥阴病脉证并治》载："消渴，气上撞心，心中疼热。"巢元方《诸病源候论》言："消渴重，心中痛。"中医认为糖尿病合并冠心病的病机主要为虚实夹杂，本虚以气阴两虚为本，久之出现心肾或心脾阳虚，邪实包括气滞、血瘀、寒凝、肝火、水湿、痰浊等，诸邪蕴积成毒，毒损心络。所以祖国医学对冠心病的中医食疗原则是：扶正祛邪、标本兼治，涤痰逐瘀、活血通络、补益气血。饮食宜忌：病人要多吃维生素和纤维素丰富的食品，每天保证足够的优质蛋白，减少钠盐摄入；早餐注意质量，晚餐量不能多，每日应少食多餐；严禁烟酒及刺激性的食物，浓茶及咖啡不宜多饮，不宜进食糖类食品及辛辣厚味之品。中医食养是以中医理论为基本指导，以性味较为平和的食物以及食药为主，通过"扶正"与"纠偏"，使人体达到"阴平阳秘"的健康状态。坚持辨证施膳的原则，因人、因时、因地制宜。中医认为食物具有"四气""五味""归经"和"升降沉浮"等属性。在食养之时，要五味调和，把日常膳食和传统中医养生食谱相结合。

三、糖尿病合并冠心病的营养治疗

2020—2025年美国膳食指南的基本理念是：对所有居民不论其基础健康状况如何，都要能够从遵循膳食指南中获益。该膳食指南的主题为"Make every bite count（让每一口都更健康）”，也就是要通过给予食物水平的推荐来预防慢性疾病和促进总体健康，可见合理的饮食对于慢性疾病的改善和人类健康非常重要。

虽然控制危险因素，给予药物干预治疗，如降糖、降压、调脂、抗血小板、扩冠等，对患有糖尿病（特别是2型糖尿病）和冠心病的患者非常重要，同时近年胰高糖素样肽-1受体激动剂（GLP-1RA）和钠-葡萄糖协同转运蛋白2抑制剂（SGLT2i）类药物的研发和应用对2型糖尿病合并冠心病患者改善心肾不良结局有了新的获益的临床证据，但是生活方式的改变作为治疗基础疾病的方法无法被任何药物替代。健康的饮食习惯、科学的定期锻炼、合理的体重、充足的睡眠、良好的心理状态，仍是2型糖尿病和心血管疾病治疗和管理的基石。俗话说“病从口入”“民以食为天”，针对此类患者的治疗，虽然“管住嘴，迈开腿”众所周知，但具体如何去做，患者及家属甚至有些医务人员仍比较茫然。

无论是否健康，在人生的任何一个阶段改变膳食对健康都有着积极的作用，对于糖尿病合并冠心病的患者，合理健康的营养治疗更为重要。在遵循一定原则的基础上自主选择食物，相对而言患者的自由度更大。总体来说，建议根据患者个人的口味喜好、文化背景、经济条件等选择适合患者的饮食模式，要尊重患者个体，但同时也要让患者吃得健康，不一定饮食方面的费用要巨大，应根据患者的具体情况选择适合患者的饮食方式。不论是2型糖尿病患者，还是冠心病患者，生活方式的改善是治疗的基础，对共患这两种疾病的患者，进行生活方式干预比药物治疗更为重要。专门针对合并2型糖尿病的冠心病患者设计的随机试验较少，目前的临床证据主要源于一级预防的试验，以及一些二级预防研究的亚组分析，总体涉及如下几方面：

（一）戒烟限酒

2020年美国心脏病学会（American Heart Association，AHA）指出，不管2型糖尿病患者是否合并冠心病，均强烈建议所有患者戒烟。目前已有强有力的证据表明吸烟和多种不良健康事件之间存在因果联系。

多项大型研究已证实吸烟会导致不良事件的发生风险显著增加，戒烟可以显著降低冠心病的复发风险，可在戒烟后约3年内降至不吸烟者的风险水平。无论患者是否患有2型糖尿病，戒烟带来的益处是一致的。但是戒烟可能带来体重的增加，尤其在那些有肥胖和胰岛素抵抗的2型糖尿病患者中更为明显。然而，与戒烟相关的体重增加，即使是在超重的2型糖尿病患者中，也不能抵消戒烟所带来的心血管收益。但对于具体的戒烟方法，无统一的推荐。对于采用一般戒烟手段失败的患者，2019年欧洲慢性冠状动脉综合征（chronic coronary syndrome，CCS）指南和糖尿病合并冠心病指南均推荐采用尼古丁替代，电子烟也是作为可

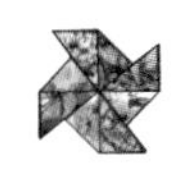

供选择的手段之一，但其安全性、有效性未得到完全证实。在欧洲CCS指南中还特别推荐临床医生采用“5As”的方法帮助患者戒烟，即询问吸烟具体情况（Ask about smoking）、建议戒烟（Advise to quit）、评估戒烟准备（Assess readiness to quit）、协助戒烟（Assist with smoking cessation）以及随访安排（Arrange follow-up）。

告知患者和家属要进行健康教育，每天抽20支烟和抽1支烟对心血管的危害是一样的，所以必须严格戒烟。被动吸烟同样显著增加心血管疾病风险，所以为了患者及周围人的健康，患者家属也应避免吸烟行为。吸烟者经过1周的准备期后建议采用“突然停止”开始戒烟，同时使用戒烟药物减轻戒断症状，如尼古丁贴片等。

饮酒方面一定要强调红酒并没有软化血管的作用，其他酒类更是无益。有证据表明，过量饮酒会显著增加心血管疾病的发病风险，随着饮酒量的增加，患病风险也在增加。不建议冠心病患者饮酒，如果要饮酒，建议少量并且选择低度酒，不能饮用高度烈性酒。酒精摄入量每日女性不超过15 g，男性不超过25 g。

（二）饮食干预

我国2020版CDS的指南推荐及2023年ADA指南强调2型糖尿病患者要食用水果、蔬菜和低脂乳制品。对于2型糖尿病伴有冠心病患者则没有具体的建议，主要是因为关于饮食对动脉粥样硬化影响的大部分数据来自一级预防研究。PREDIMED试验是迄今为止最大的一级预防饮食随机对照试验，这项试验的提前终止，原因是地中海饮食可以使终点事件，如心血管死亡、心肌梗死或卒中等构成的复合终点事件下降30%，这与2型糖尿病患者的结果相似。也有证据表明，低碳水化合物和低升糖指数食物在胃肠道停留时间较长，吸收率低，较慢的速度转化为葡萄糖，升高血糖速度比较慢的饮食可以改善血糖和心血管危险因素。同样，不管是2020年AHA科学声明还是其他国内外相关指南，一致推荐地中海饮食是降低心血管事件风险的最佳饮食结构，其可减少富含碳水化合物和高升糖指数食物的摄入。根据2023年美国最新的饮食调查结果，如图3-1，表明地中海饮食为最佳的十大饮食之一，且位居前列。

2型糖尿病合并冠心病患者的饮食原则应在我国居民膳食宝塔（见图3-2）的基础上，兼顾糖尿病患者和冠心病患者的饮食特点。具体就是在保持合理体重的基础上制定合理的营养标准，兼顾各种营养素比例，在日常活动和工作控制总热量的基础上按照三低二高（低盐、低糖、低脂，高纤维素、高钙）饮食原则，合理选择健康膳食。

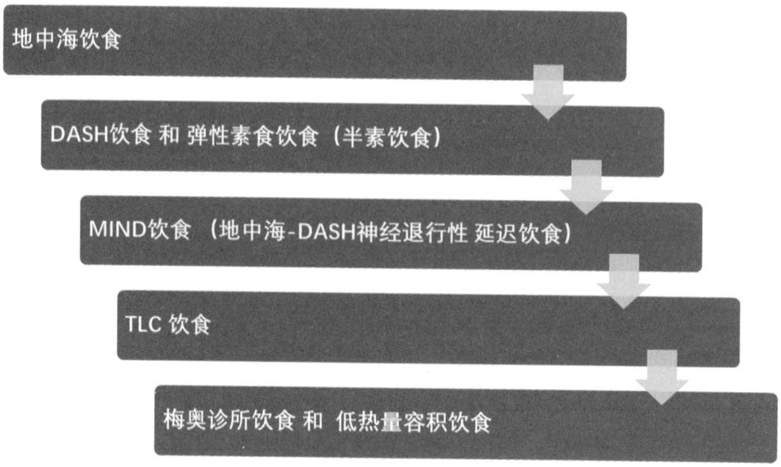

地中海饮食

DASH饮食 和 弹性素食饮食（半素饮食）

MIND饮食（地中海-DASH神经退行性 延迟饮食）

TLC 饮食

梅奥诊所饮食 和 低热量容积饮食

图 3–1　2023 年最佳饮食调查

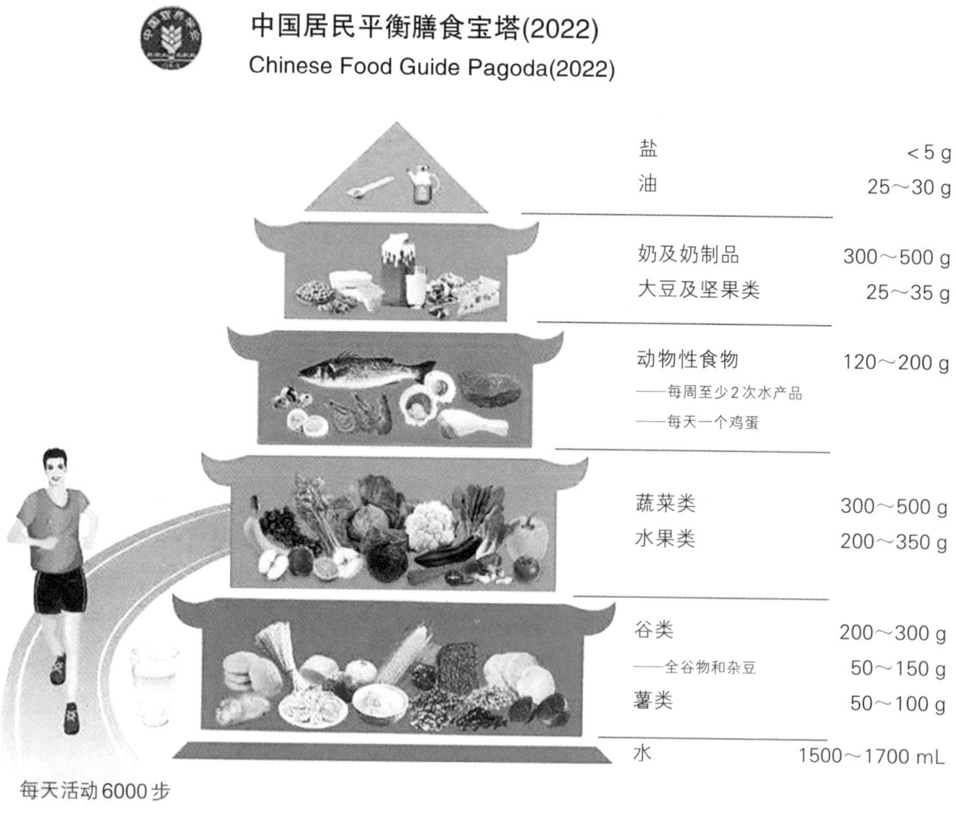

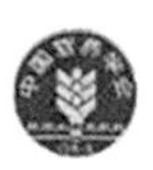

中国居民平衡膳食宝塔(2022)

Chinese Food Guide Pagoda(2022)

盐	<5 g
油	25～30 g
奶及奶制品	300～500 g
大豆及坚果类	25～35 g
动物性食物	120～200 g
——每周至少 2 次水产品	
——每天一个鸡蛋	
蔬菜类	300～500 g
水果类	200～350 g
谷类	200～300 g
——全谷物和杂豆	50～150 g
薯类	50～100 g
水	1500～1700 mL

每天活动 6000 步

图 3–2　中国居民平衡膳食宝塔图（2022）

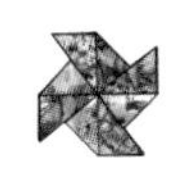

1.制订饮食计划（见表3-1）

表3-1　高血脂/动脉粥样硬化/冠心病膳食营养方案

食物类别	摄入量/g·d^{-1}	选择品种	减少、避免的膳食品种
谷类	250～400	标准粮（米、面）、杂粮	精粮（米、面）、糕点、甜食、油炸油煎食品
肉类	75	瘦猪、牛、羊肉，去皮禽肉，鱼类	肥肉、加工肉制品（肉肠类）、鱼子、虾、蟹黄、鱿鱼、动物内脏
蛋类	3～4[a]	鸡蛋、鸭蛋蛋清	蛋黄
奶类	250	脱脂/低脂鲜牛奶、酸奶	全脂牛奶、奶粉、乳酪等奶制品
大豆	30～50	黄豆、豆制品（豆腐150 g，豆腐干45 g）	油豆腐、豆腐泡，素什锦等
新鲜蔬菜	400～500	深绿叶菜、红黄色蔬菜、紫色蔬菜	—
新鲜水果	200	各种新鲜水果	加工果汁、加糖果味饮料
食用油	20	橄榄油、茶油、低芥酸菜籽油、豆油、花生油、葵花籽油，芝麻油、亚麻子油	棕榈油、椰子油、奶油、黄油、猪油、牛羊油、其他动物油
添加糖类	<10	白砂糖、红糖	—
盐	<6	高钾低钠盐	腌制品酱类、腐乳、咸菜等

注：a，摄入量单位，个/周。

（1）确定总热量

糖尿病合并冠心病营养治疗的首要原则是控制总热量摄入，总热量计算要根据患者具体的病情、血糖、年龄、性别、身高、体重、劳动强度、活动量等确定。每日总热量计算以维持理想体重为适宜，其中年龄和体力活动程度为最重要的影响因素，具体的计算与糖尿病饮食热量的计算相同。评价体重是否在理想的范围最简便的是标准体重(kg)＝身高(cm)-105，如果身高低于155 cm，标准体重(kg)＝身高(cm)-100，大于20%为肥胖，或者根据患者的BMI计算判断体重是否超重或肥胖。

（2）选择营养密度高的食物

每天总热量的控制非常重要，同时需要尽量通过营养密度高的食物来达到控制热量和食物种类的目标。也就是在同样的食物质量或热量的基础上，选择能够提供更多有益营养素，同时含有较少无益营养素的食物或饮料。所以总热量的45%～60%要以碳水化合物为主；脂肪占总热量的20%～25%，禁食富含动物脂肪的食物，总摄入的胆固醇低于200 mg/d；总热量的15%～20%为蛋白质，以植物蛋白为主，多食用黄豆、绿豆等豆制品；尤其是蔬菜、水果中维生素C具有降脂作用；高钙饮食（牛奶、绿色蔬菜等）相当于钙离子剂，可防止钙离子流入血管平滑肌内，进而可减少冠状血管痉挛引起的心绞痛。选择高纤维素、高钙饮食。表3-1中的高血脂/动脉粥样硬化/冠心病膳食营养方案可供参考。

推荐的食物种类包括：

蔬菜不限制种类——比如绿叶菜、红色和深色蔬菜、豆类、根茎类蔬菜；

水果——特别是天然的整个水果，最好不削皮（如苹果、梨）；

谷物——谷物的至少一半应该是来自全谷物；

乳制品——低脂或脱脂牛奶、酸奶、奶酪或者大豆饮料或植物酸奶；

蛋白——瘦肉（白肉优于红肉）、禽类、蛋类，海鲜，豆类，种子和坚果，大豆制品；

油——植物油和食材中天然含有的油脂（比如海鲜和坚果中的油脂）。

现代人群饮食结构存在的问题主要是精制谷物摄入过量，全谷物的摄入明显不足，蛋白质类肉类摄入明显过多，而海产品摄入不足。所以，需要进一步调整膳食结构达到健康膳食模式。

（3）限制糖、饱和脂肪和钠盐，减少饮酒

在热量允许的情况下，可以少量吃含添加糖、饱和脂肪和钠盐以及酒精等成分的食物，要低盐、低糖、低脂，每日的食盐量最好在3～5 g。

①添加糖：2岁后限制添加糖小于每日热量的10%，对于2000 kJ的膳食来说就是50 g添加糖类。

②饱和脂肪：在2岁之后，每日饱和脂肪摄入应小于10%总热量，对于2000 kJ的膳食来说是22 g左右。

③钠盐：限制钠的摄入每日小于2300 mg，对于14岁以下的儿童应该更少。

④酒精饮料：成年男性应该每日小于等于2份酒精饮料，女性每日小于等于1份酒精饮料，少喝更健康，孕期女性不建议饮酒。

2.推荐膳食模式

这里简要介绍几种公认的膳食模式，最著名的是地中海饮食、DASH饮食，这两种膳食模式均对糖尿病和心血管疾病的控制有很大的贡献，连续五年位于最佳饮食排行榜前三名。

（1）地中海饮食

“地中海饮食”是指20世纪60年代地中海区域周围国家如希腊、法国和意大利等国家的饮食风格，是一种以高单不饱和脂肪酸、高新鲜植物性食物为特色的饮食模式（如图3-3、图3-4）。一直以来地中海饮食被视为有益于心脏代谢健康的一种膳食模式。根据地中海饮食，每天摄入的热量中有50%～60%来自复合碳水化合物，约15%～20%来自蛋白质，而25%～30%来自脂肪（主要是单不饱和

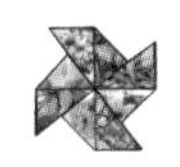

脂肪和多不饱和脂肪)。该膳食模式是一种框架性的食谱，不仅包括合理食材种类的选择，还强调每一类食物摄入量的多少。

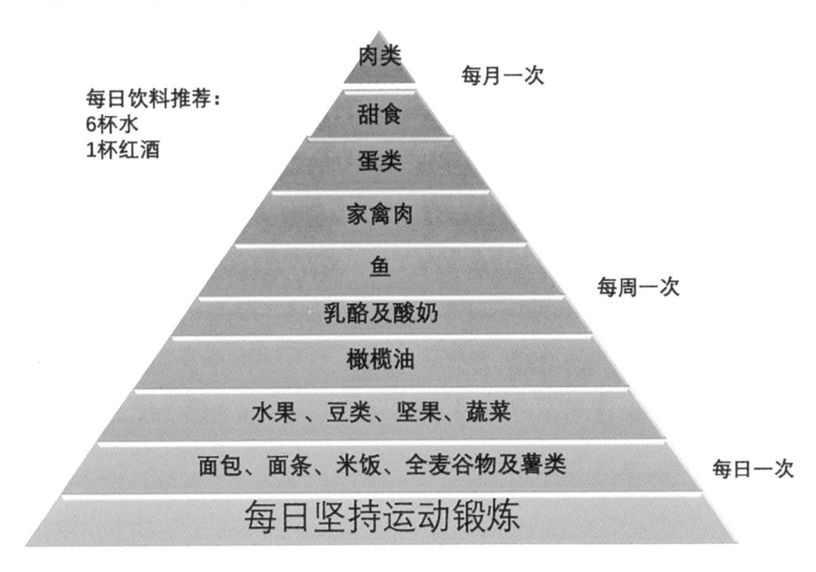

图3-3　地中海饮食金字塔

地中海饮食特点
推荐每天吃7~10份新鲜的水果和蔬菜，包括豆类
推荐食用全麦面包和谷类食品，多选全麦谷物和面食
推荐把杏仁、腰果、核桃和开心果当作小吃(但仅限于一把，且避免使用糖渍、蜜烤、盐焗的坚果)
推荐食用橄榄油或菜籽油代替猪油和黄油
推荐每周至少吃两次鱼和家禽、贝类，一个月只食用几次红肉
建议限制高脂肪乳制品，如全脂牛奶、奶酪和冰淇淋，转而食用脱脂牛奶、无脂酸奶和低脂奶酪
可适量饮用红酒(但并非必选项，且需经医生许可)，为了健康不饮酒才是最好的选择
建议巧用香料代替盐调味食品

图3-4　地中海饮食特点

传统地中海饮食的特点是使用季节性和当地产品，大量的蔬菜和水果、坚果和种子，适量食用鱼、家禽和鸡蛋，减少红肉/加工肉类、乳制品和甜饮料的摄入，将特级初榨橄榄油作为脂肪的主要来源，用餐时适量饮酒。研究证据显示，地中海饮食模式可有效减少与代谢紊乱相关的炎症反应、内皮功能障碍和氧化应激，对心脏代谢健康和生殖健康有积极的影响，还可以改善胰岛素抵抗。2021

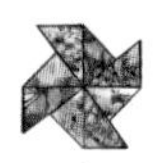

年美国糖尿病协会（ADA）指南强调了营养治疗作为糖尿病药物管理组成部分的重要性，表明地中海饮食富含的单不饱和脂肪和多不饱和脂肪对血糖控制和心血管风险因素均有有益作用，是糖尿病患者的健康选择。

心血管疾病和心血管风险因素的管理对于预防和降低糖尿病患者的死亡率非常重要。通过降低炎症状态、促进体重减轻和改善血脂、内皮功能障碍和胰岛素敏感性，地中海式单不饱和脂肪比例较高的饮食与许多心血管获益相关。红酒和初榨橄榄油中的高酚含量显示出抗动脉粥样硬化和抗血栓的特性，对改善血脂、血压、糖代谢和动脉粥样硬化斑块均具有有益作用。在一项纳入2568例2型糖尿病受试者的观察性研究中，地中海饮食的高依从性与体重指数、血脂、血压、HbA1c和C-反应蛋白水平降低相关。此外，在一项为期8年的针对新诊断2型糖尿病患者的干预性研究中，与低脂饮食组患者相比，地中海饮食组患者颈动脉内膜中层厚度（IMT）的消退率高50%，IMT进展率低25%。最近的一项Meta分析研究观察了地中海饮食对2型糖尿病患者的心血管效应，共纳入41项研究，其中38项前瞻性队列研究和3项随机对照试验，结果表明，地中海饮食与2型糖尿病患者心血管死亡风险降低21%、冠心病发生率降低27%、卒中发生率降低20%及卒中死亡率降低12%相关。

2019年欧洲心血管病学会（European Society of Cardiology，ESC）与欧洲糖尿病研究协会（European Association for the Study of Diabetes，EASD）联合发布的《糖尿病、糖尿病前期与心血管病指南》也指出，2型糖尿病患者应首先考虑富含多不饱和和单不饱和脂肪的地中海饮食，以减少2型糖尿病患者的心血管事件（建议类别Ⅱa，证据等级B）。

作为中国人我们不能完全照搬地中海饮食，更要符合中国人饮食传统和习惯，所以建议（见图3-5）：

①减少精米、白面，粗、细粮搭配，粗粮占主食的1/3

地中海饮食的主要特点是全谷类食物比例大。许多流行病学证据一致支持膳食纤维（特别是谷类纤维）对增加食物黏滞性、延缓吸收、提高胰岛素敏感性、降低糖尿病风险有益。全谷类食物的GI较低，更利于餐后血糖的控制。

按照我国居民膳食指南中的饮食建议，一般成年人每天应该摄入250～450 g的主食，主要是粗、细粮搭配，这样既符合糖尿病患者的饮食原则，又保持我国饮食的传统特色，日常生活中可根据个人喜好，增加荞麦、燕麦、薏米、糙米、玉米、小米等粗粮替代部分主食，建议数量占主食总量的大约1/3。

②多吃新鲜果蔬，尤其深色果蔬

富含膳食纤维是地中海饮食的主要特点，一般是以凉拌的蔬菜水果沙拉为主，新鲜蔬菜和水果能量密度比较低，且富含膳食纤维，饱腹感强，摄入的总热

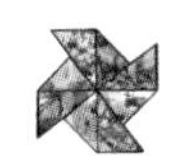

量较低，有助于适当体重的维持。

糖尿病患者必须保证每天约500～600 g蔬菜（尤其是叶菜类）摄入量，若同时合并心血管疾病则更鼓励多食入深色蔬菜，如果进食含淀粉类较高的蔬菜（如土豆、山药、蚕豆、粉皮、藕等），要减少主食的摄入量。我国传统的烹调方式主要以炒菜为主，在翻炒过程中可能会有维生素的损失。若要在两餐之间加餐，番茄、黄瓜、乳瓜是不错的选择。建议选择升糖指数较低且富含维生素和矿物质的水果（如苹果、人参果、猕猴桃、柚子等），每日约150～200 g，作为加餐食物加在两顿主餐之间。

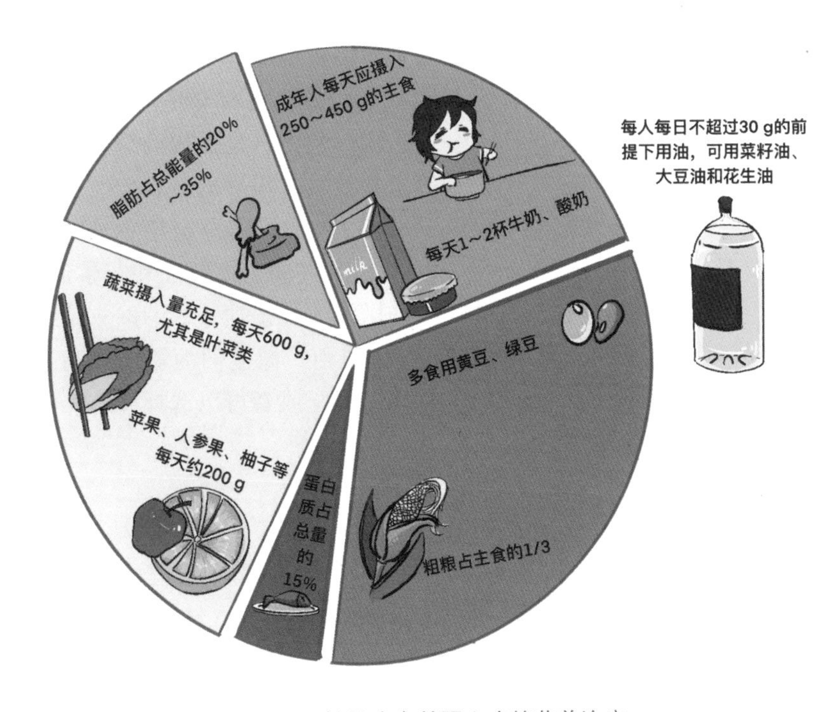

图3-5　糖尿病合并冠心病的营养治疗

③增加海产品摄入，减小红肉摄入比例

鱼、禽、蛋和瘦肉中富含优质的蛋白质、脂类、脂溶性维生素、B族维生素和矿物质等，是人体不可或缺的营养来源之一。不能过多地食入红肉（猪肉、牛肉、羊肉及其制品），因为红肉中一般含有较多的脂肪，红肉中富含的饱和脂肪酸会加重胰岛素抵抗。白肉（如鱼肉、虾、贝类、禽类）是更佳的选择。每周食用不宜超过3次的红肉。以瘦肉为主，肥肉尽量去掉。海鲜中鱼类的脂肪含量较低、ω-3多不饱和脂肪酸含量较高，通过胃肠道激素调节胰岛素分泌，同时也具有抗炎的作用。每天1个蛋，海产品每周宜食用2次以上。

④多吃牛奶、酸奶等奶制品

奶类提供优质蛋白质、维生素A、维生素B_2和丰富的钙，是一种营养成分比较齐全、组成比例合适、机体易消化吸收、营养价值高的天然食品。对于糖尿病患者，建议每日宜摄入250～300 mL牛奶或30 g左右的奶酪，脂代谢异常和肥胖、超重者建议选择低脂牛奶或脱脂牛奶，但对于乳糖不耐受者要慎重选择。我国饮食指南中也建议，日常生活中可以多喝牛奶、酸奶等，但值得关注的是，市售的含乳饮料不是奶制品，注意看配料表。建议每天1～2杯牛奶或酸奶。

⑤合理选择烹饪油

橄榄油是地中海饮食中推荐的烹饪油，基于富含单不饱和脂肪酸，其富含的维生素E和多酚类物质是很好的天然抗氧化剂。食物中含有的抗氧化物质能预防2型糖尿病和心血管疾病的发生。但对于我国居民不是都会适应这种油的口味，而且橄榄油价格较高，大面积推广不一定适用。我们日常使用的烹饪油大多数是菜籽油、大豆油、花生油等植物油，这些植物油具有很高的营养价值，以多不饱和脂肪酸为主，是必需脂肪酸的主要来源。按照中华营养学会推荐健康人在控制油总量每人每日不超过30 g的前提下，仍可用菜籽油、大豆油和花生油。另外，可选择一些调和了高单不饱和脂肪酸（比如橄榄油、茶油等）的油，其约占总烹调油的1/3，可以替代一部分烹调油或者交替使用。橄榄油的最佳烹调方法是凉拌，避免高温烹调，以免破坏其中的多酚类物质，或者可以选择将这几种食用油穿插使用，也能达到同样的效果。

⑥适量食用坚果

地中海饮食提倡常食用坚果（核桃、杏仁等）。因为坚果富含多酚类、黄酮类、异黄酮等物质，研究表明，坚果对心血管有保护作用，也可促进胰岛素分泌。糖尿病患者建议每周宜食用坚果2～3次，每次20 g（约15粒杏仁，15～20粒非油炸花生米或2个大核桃），可替代零食。以原味坚果为好，避免盐焗、包有糖衣或油炸。

⑦避免或适量饮酒

一般不推荐糖尿病患者饮酒，也不建议以保健为目的日常饮用葡萄酒。如果有些场合必须饮酒，则在血糖控制良好的前提下女性每日不超过15 g酒精（相当于150 mL葡萄酒或450 mL啤酒），男性每日不超过25 g酒精（相当于250 mL葡萄酒或750 mL啤酒），且每周饮酒次数不超过2次。每周酒精摄入总量男性不超过140 g，女性不超过80 g。

（2）DASH饮食

DASH饮食译为“得舒饮食”，又叫“终止高血压膳食”，它由1997年美国的一项大型高血压防治计划（Dietary Approaches to Stop Hypertension，DASH）发展

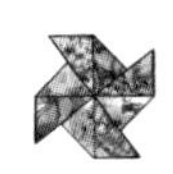

而来，见图3-6。这种饮食被研究证明可以降压，其要点是主要强调增加较大量果蔬、低脂（或脱脂）奶的摄入，进食全谷类的食物，减少红肉、油脂、精制糖及含糖饮料的摄入，进食适量坚果、豆类，提供丰富钾、镁、钙等矿物质及膳食纤维，增加优质蛋白质摄入，减少了脂肪尤其是饱和脂肪酸及胆固醇，增加了不饱和脂肪酸等的摄入。除了具有降压作用，DASH饮食还可以预防癌症、骨质疏松症、糖尿病、心脏病、中风和心血管疾病。尤其饮食中钠的摄入也被限制在每天2300 mg以下，换成食盐的用量是每天不超过6 g。DASH饮食适用于患有高血压、糖尿病的超重或者肥胖的患者。因其营养均衡、安全、依从性好、有益于心血管健康等，也可用于普通单纯性肥胖病人（包括成人和老年人）。

食物类型	得舒饮食摄入量	中国膳食指南推荐摄入量
全谷物	6~8份 1份=1片面包;或28 g干谷物;或1/2杯煮好的饭、意大利面或谷物(1杯约236 mL)	推荐摄入谷薯类食物250~400 g，其中全谷物和杂豆类50~150 g,薯类50~100 g
蔬菜	4~5份 1份=236 g生的绿叶蔬菜;或118 g切好的或煮好的蔬菜；或1/2杯果汁、蔬菜汁(1杯约236 g)	300~500 g
水果	1份=1个中型的水果(苹果或橙)；或1/4个干水果；或1/2个新鲜、冷冻或罐装的水果；或1/2杯果汁(1杯约236 mL)	200~350 g
奶制品	2~3份: 1份=1杯牛奶/酸奶 (1杯约 236 mL)；或42 g奶酪	液态奶300 g
饮酒限制	女性不超过1杯；男性不超过2杯(1杯约236 mL)	女性不超过15 g；男性每天不超过25 g
食盐	3.82~5.85 g	不超过6 g

图3-6　得舒饮食与中国膳食指南比较

建议平日尽量少食很咸的加工肉类，如火腿肠、午餐肉，包括烹调过程中尽量减少调味品酱油、蚝油等，买食物的时候要注意营养成分表中的钠含量。烹调食物应选择蒸、煮、炖、白灼、汆、凉拌等少油少盐的烹调方式。让饮食从每一口、每一餐的改善开始逐渐向DASH饮食靠近。瘦肉中的蛋白质、蔬果中的膳食纤维也可提供足够的饱腹感，除了控制血压、预防心血管疾病之外，对减重也有效果。所以DASH饮食的构成要素包括：高钾（慢性肾衰竭的患者慎用）、高镁、高钙、高膳食纤维、丰富不饱和脂肪酸、少量饱和脂肪酸。

（3）TLC饮食

TLC饮食，又叫作治疗性生活方式改变饮食。它和地中海饮食等并列为“最佳家庭友好型饮食”和“最容易遵循的饮食”的第一名。该饮食由美国国立卫生研究院（National institutes of health，NIH）的国家胆固醇教育计划创建，以降低胆固醇为目的，是心脏健康饮食方案的一部分。它要求患者多吃蔬菜、水果、面包、谷物、意大利面和瘦肉。具体来说是将肉类摄入量保持在每天约为142 g或更少。坚持吃（去皮）家禽、瘦肉和鱼。每天吃2～3份低脂或脱脂乳制品。最多吃4份水果和3～5份蔬菜。大约每天吃9～11份面包、麦片、米饭、意大利面或其他谷物，专注于全谷物。饮食强调各种水果、蔬菜和全麦产品，总碳水化合物摄入量应占总热量的50%～60%，主要来自全谷物。将总脂肪限制在每日热量的25%～34%。除了饮食，运动也是TLC饮食的关键组成部分，建议每天进行30分钟的中等强度运动。这和我们平时所说的糖尿病饮食原则大相径庭。

（4）江南饮食

地中海饮食和得舒饮食虽好，但都是基于欧美人的饮食习惯，原版照搬并不可行。近年来《中国居民膳食指南科学研究报告（2021）》推出“江南饮食”，这是基于江南人群的健康饮食，提出的适合中国人的饮食模式。实际上江南饮食与地中海饮食非常相近，但是更贴近中国人。二者在营养体系上相似，而江南饮食从降压和降糖两个角度则优于地中海饮食，且更适合中国人的口味。在中国众多饮食模式中，江南饮食是最适合预防慢性疾病的选择。

秦岭—淮河连线将中国版图分为南方和北方两个部分。中国代谢性疾病如肥胖、糖尿病的患病率在健康地图上，形成了“南低北高”的现象。中国疾控中心营养与健康研究报告指出，造成这种差异与地域、气候、饮食习惯等多种客观因素相关。北方喜食面食，因太容易消化所以容易摄入较多；北方人的口味相对较重且喜食高脂肪、高胆固醇的食物。而南方人却有不一样的饮食习惯，一方水土养一方人，流行病学调查结果表明长江中下游居民长期形成的饮食结构有利于肥胖及代谢性疾病的防控，类比西方的“地中海饮食”，所以将这种饮食方式称为“江南饮食”。其特点为主清淡，尚本味，近自然。讲究崇尚自然，顺应时序，不时不食；即使普通百姓的家常便饭也会讲究春尝头鲜，夏吃清淡，秋品风味，冬进滋补。安徽和浙江的饮食有共同的特点，可作为“江南饮食”的代表。江南饮食主要是吃“五多三少”。

江南饮食的五多：

①多白肉

在肉类选择上，尽量选择鸡、鸭、鹅、鱼等白肉，以瘦肉为主，少选肥肉。因为白肉脂肪含量相对较低，不饱和脂肪酸含量较高，特别是鱼类，对预防高脂血症和心脑血管疾病等有重要作用。

②多坚果

坚果营养丰富，脂肪含量高，蛋白质丰富，含有多种维生素和矿物质，对人

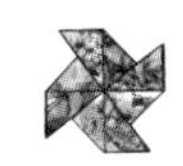

体具有很好的保健作用。

③多粗粮

《中国居民膳食指南》推荐，每人每天粗粮及全谷类制品摄入在50～100 g为宜（占主食的1/5～1/4）。如果粗粮口感不好，或者每天做不到足量粗粮补充可以选择直接补充膳食纤维来达到人体每日所需量，这样既方便易得又能使人体高效吸收。

④多果蔬

《中国居民膳食指南》建议，餐餐有蔬菜，每天摄入蔬菜300～500 g，深色蔬菜应占1/2（包括深绿色蔬菜、红色蔬菜、橘红色蔬菜、紫红色蔬菜）；推荐每天摄入200～350 g新鲜水果。

⑤多蒸煮

日常食物尽量使用快炒、清炖、清蒸、白灼等烹调方式，从而最大限度保留食物的原味和营养。另外，肉类食物最好和低脂、高纤维的食物共同烹饪，可以减少脂肪和胆固醇在体内吸收。

江南饮食的三少：

①少油炸

油炸食物口感虽好，但容易油脂超标，且高温易造成营养流失，因此清淡饮食一定要少油，且保证用油品种多样，比如花生油、米糠油、茶籽油、低芥酸菜籽油、精炼橄榄油、葵花籽油、大豆油等。建议油类最好经常换着吃，而且每日烹调用油以25～30 g为宜。

②少甜腻

摄入过多的糖分不仅会扰乱肠道菌群，削弱肠道屏障功能，使肠道免疫力降低，还会增加多种生理疾病和心理疾病的易感性，降低胰岛素敏感性，诱发胰岛素抵抗，增加糖尿病风险。因此，成人每日摄入糖的量应该＜25 g。

③少精米

如果全吃精白面粉做的食物，一日所得到的维生素B_1、维生素B_2只相当于一日需要量的15%～25%；精白处理会损失掉稻麦中70%左右的维生素和矿物质，以及90%以上的膳食纤维。同时，精白处理把米和面变成了强酸性食品，变成了高血糖食品。

所以“江南饮食”就是一种健康的饮食习惯，如果能够积极坚持，对于改善体质，预防心脑血管疾病、高血压、糖尿病、高脂血症等，均会有很好的帮助。对2型糖尿病合并冠心病患者也是一种推荐的饮食模式。

（三）心理和睡眠

医患双方均应关注患者的心理和睡眠状态并给予适当的帮助和治疗。不良的心理状态会增加2型糖尿病患者心血管事件的风险，要及时发现和干预，并对此类患者进行适当的心理治疗和必要时药物干预，以改善心血管事件的预后和减小死亡风险。另外，2型糖尿病患者发生睡眠紊乱和阻塞性呼吸睡眠暂停可能会导致交感神经兴奋、炎症系统激活，以及引起内分泌功能紊乱，导致冠心病加重，必须给予关注。

（四）运动

合并糖尿病的冠心病患者本身就存在运动能力的下降，尤其是安装支架的患者，手术后3个月内尽量不做剧烈运动，此类患者运动过程中出现危险的风险比健康人群高。应循序渐进，从轻活动量逐渐过渡到正常状态。但已有多项研究证实运动可以改善2型糖尿病患者的血压、血糖、血脂（降低血甘油三酯、低密度脂蛋白），减小腰围、增强运动能力、降低再住院率以及死亡率，国内外饮食指南推荐每天进行约30分钟的轻度活动，并且每周至少进行150分钟的中度至剧烈运动。而对于合并2型糖尿病的冠心病患者，推荐进行个体化的心脏康复评估和管理。

（五）科学管理体重

体重管理对于2型糖尿病患者以及冠心病患者都十分重要。饮食和运动是体重管理的基础，但与健康人相比，合并2型糖尿病的冠心病患者很难单纯依赖饮食和运动来进行减重。因此，专家推荐采用结构化减重方案，适当地考虑使用有循证证据支持的减肥药物以及减肥手术，达到长期效果，避免悠悠球式体重反弹。

总之，合理的生活方式和膳食模式可以改善2型糖尿病患者的血糖控制和心脏代谢健康，减少冠心病的发生。改善生活方式，增加运动，关注体重管理，调整好心态，具体结合患者的代谢控制目标和个人喜好特点（如风俗习惯、文化宗教信仰、健康理念、经济状况等），在内科医师和专业营养师的帮助下制订个体化饮食计划，同时监测血脂、肾功能以及循环中蛋白质的变化，延缓并发症和维持心脏健康，使患者提高生活质量，提高战胜疾病的信心。

举例：

李某，男，61岁，因“阵发性胸闷3年余”就诊。患者3年前无明显诱因出现阵发性胸闷，可自行缓解，未予以重视，1个月前查体示心电图：正常范围心电图；冠状动脉CT：左前降支狭窄（狭窄50%～60%）。既往2型糖尿病病史8年余，规律服药，自述血糖控制可。身高：170 cm；体重：78 kg；BMI：26.9 kg/m^2；血压：122/84 mmHg（1 mmHg≈0.133 kPa）；心率：62次/分。糖化血红蛋白：7.8%。诊断：2型糖尿病，冠心病。

全天热量：25×(170−105)=1625 kJ，全天一日三餐，按照早餐、午餐、晚餐各1/3进行。蛋白质15%～20%，碳水化合物55%～60%，脂肪20%～25%。

食谱1

早餐：全麦面馒头（面粉50 g）或玉米面窝窝头（玉米面15 g，面粉15 g），

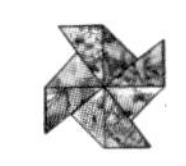

牛奶（200 mL）、煮鸡蛋（鸡蛋50 g），炝拌紫甘蓝（紫甘蓝150 g）。

午餐：米饭（大米50 g、小米40 g），鸡肉炒杏鲍菇（鸡胸肉50 g，杏鲍菇50 g），蒜蓉西兰花（西兰花150 g），紫菜蛋花汤（紫菜15 g，鸡蛋20 g）。

若活动量较大下午可加餐苹果或猕猴桃（100 g）、无糖酸奶（100 g）。

晚餐：糙米米饭（大米50 g、糙米30 g），木耳炒山药（木耳50 g、山药50 g），水煮虾（虾100 g）。

全天用植物油25 g、盐5 g。

（韩婕）

第二节　糖尿病合并脑血管病的营养治疗

一、糖尿病合并脑血管病的概况

2011年国际糖尿病联盟发布的第五版糖尿病地图显示，我国第一次超过印度成为全球糖尿病患者最多的国家。1980年全国流行病学调查结果提示我国成人糖尿病标化患病率为0.67%，当时甘肃省的数据为0.92%。2011年兰州大学第一医院内分泌科参与“REACTION”基线调查，兰州市抽样1万余人的数据显示40～75岁人群糖尿病患病率为28.4%。我国糖尿病患病情况的最新数据来自滕卫平教授团队于2015—2017年进行的流行病学调查，结果显示成人糖尿病患病率已达11.2%，此次西北地区成人糖尿病患病率为10.7%。这提示甘肃省作为欠发达地区，糖尿病的患病情况可能并不乐观。第十版世界糖尿病地图显示，从2011年到2021年的10年里，我国糖尿病患者人数由9000万增加至1.4亿，增加幅度达到56%，而且随着城镇化进程加速，患病率仍在逐年增加，形势严峻。糖尿病是人群主要的慢性非传染性疾病，常伴随心、脑、肾、血管、神经等系统的并发症，危害患者健康，加重国家医疗经济负担。脑血管病是指各种原因导致脑血管病变而引起的脑部病变，是糖尿病重要的血管并发症。卒中是指突然发病、局灶性或弥漫性脑功能障碍的脑血管疾病，是我国成人致残、致死的首要原因，分为出血性卒中和缺血性卒中。糖尿病患者中发生缺血性卒中的比例较高，2022年一项包括83.8万患者的研究发现，我国急性缺血性卒中患者中，每3例就有1例合并或可能合并糖尿病。针对糖尿病合并脑血管病患者，从基础做起达到预防和治疗的目的是关键。

在糖尿病治疗的“五驾马车（糖尿病教育及心理治疗、饮食治疗、运动治疗、糖尿病的自我监测和药物治疗）”中，生活方式干预是基础，而由注册营养师或专业人员管理的营养治疗是糖尿病治疗中生活方式干预的重要组成部分，也是其管理的关键。基于此，早在1994年就有学者提出了营养治疗的概念，强调了营养治疗在预防、管理糖尿病以及防治并发症方面的重要作用。一系列指南也指出，将营养治疗纳入糖尿病管理有可能改善患者预后，糖尿病前期患者和糖尿病患者应接受个体化的营养治疗建议。糖尿病作为营养代谢性疾病，常和高血压、高血脂和肥胖共存，这些疾病也是脑血管病的危险因素，针对这些问题，营养治疗都可从基础降低这些危险因素，规范针对这部分患者的营养治疗方案，可预防和治疗脑血管病，对患者产生积极意义。

二、糖尿病合并脑血管病的临床特点

脑血管病是我国死因监测数据中导致居民死亡的重要原因，且随着近年来脑血管病危险因素的不断增加，脑血管病患者住院次数明显上升，治疗支出不断增长，给社会造成了沉重的卫生经济负担。人口增长、老龄化等是我国脑血管病持续增长的社会因素，糖尿病、血脂异常、超重和肥胖、不合理膳食等因素使我国脑血管病形势更加严峻。糖尿病是脑血管病的重要危险因素，脑血管病是糖尿病的重要血管并发症，二者常合并存在，严重损害患者的生活质量。如何管理糖尿病合并脑血管患者是临床上面临的一个重要问题。

与非糖尿病患者相比，糖尿病患者发生卒中后病情更重，预后更差，住院时间更长，再次卒中和死亡风险更高，病情恢复更慢。出血性脑血管病多发生在情绪激动、酗酒和剧烈运动后，突然发病，中枢神经损伤症状明显；缺血性脑血管病多发生在早晨，因早晨血糖和血压偏高，首发症状多为晨起一侧肢体无力、肌力下降、活动受限；栓塞性脑梗死多见于长期卧床、安静少动的糖尿病患者，起病突然。糖尿病合并脑血管病患者生活质量差，医疗费用巨大，对个人、家庭和社会都是很大的负担。糖尿病前期和糖尿病是脑血管病的独立危险因素，除应做到血糖、血压、血脂达标，保持情绪稳定外，从营养治疗的角度，还应做到调整饮食、增加体力活动、减重、限酒等以预防疾病的发生。作为医务工作者，应熟知关键的营养治疗知识和信息，向所有就诊的糖尿病患者介绍营养治疗的益处，并建议定期进行营养咨询，以实现血糖控制目标，并在个体化营养治疗的基础上控制血压、血脂，管理体重等脑血管病危险因素。在糖尿病管理的全程中，医疗保健者应经常与患者沟通，反复评估营养治疗的需求、状况，并改进、调整制定的方案和计划。

三、糖尿病合并脑血管病的营养治疗方案

（一）目标

营养治疗的总体目标是通过改变营养或食物摄入量来治疗糖尿病及脑血管

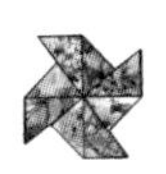

病。营养治疗根据个人偏好和文化偏好，在遵循科学证据的前提下，为患者提供不同的健康食物选择，注重营养物质的均衡和适度搭配，在满足个人营养需求的基础上改善整体健康，实现糖化血红蛋白、血脂和体重等的改善，预防糖尿病并发症，如脑血管病。对于已发生脑血管病的患者，还应根据意识状态、能否正常进食及消化吸收功能等制定不同的营养治疗方案，促进脑功能修复，降低卒中再发生和症状加重。营养疗法旨在制订可改善血糖、血压和血脂水平的饮食计划，是糖尿病管理的基础，并可降低脑血管病和中风的风险，临床试验也支持营养疗法在实现血糖目标和降低脑血管等方面的作用。

（二）方案推荐

通过改善生活方式预防糖尿病及其并发症较著名的临床研究有大庆糖尿病预防研究、芬兰糖尿病预防研究和美国糖尿病预防计划研究，其结果显示生活方式干预均可使糖尿病发生率明显降低。这些证据支持糖尿病患者采取个体化的生活方式干预的营养治疗模式，可实现体重减轻、血糖改善，进而降低糖尿病和脑血管疾病等并发症的发生风险。对于糖尿病合并脑血管病患者，营养治疗的总原则是饮食种类多样化，包括全谷物、杂豆、薯类、水果、蔬菜、奶制品以及总脂肪和饱和脂肪含量较低的均衡食谱；食物应清淡、易消化、少盐，戒烟、戒酒。下面分类介绍针对该类患者的营养治疗方案。

1.总能量

原则上，糖尿病前期或糖尿病合并脑血管病时，总能量应既能满足每日营养需求又可维持体重指数在理想范围内，可参照普通糖尿病营养治疗计划。《中国2型糖尿病防治指南2020年版》的医学营养治疗部分已经依据患者理想体重及体力活动情况给出了患者每日每千克体重的参考能量摄入量的计算公式（表3-2），医务工作者和患者可依据自身情况按照此表计算个体化的每日所需总能量。

表3-2　成人每日参考能量摄入［kJ/kg标准体重］

身体活动水平	体重过低[a]	体重正常[b]	超重或肥胖[c]
重（如搬运工）	188～209	167	146
中（如电工安装）	167	125～146	125
轻（如坐式工作）	146	104～125	84～104
休息状态（如卧床）	104～125	84～104	62～84

备注：男性标准体重计算：［身高(cm)−100］×0.9(kg)；女性标准体重计算：［身高(cm)−100］×0.9(kg)−2.5(kg)；a，BMI小于等于18.5 kg/m^{2}为体重过低；b，BMI在18.6～23.9 kg/m^{2}为体重正常；c，BMI大于等于24.0 kg/m^{2}为超重或肥胖。

2.宏量营养素

研究者一直在试图寻找能够满足患者营养需求的宏量营养素的最佳比例，但系统评价研究提示，并没有适用大部分患者的宏量营养素比例，这个比例也应依据病情进行个体化设定，个体化比例的确定取决于患者的血糖、血脂、血压等控制目标，体力活动和食物偏好等。目前多建议全天所需能量中来自碳水化合物、脂肪、蛋白质的比例分别为45%、36%～40%、16%～18%。糖尿病合并脑血管病患者多为老年人群，不排除存在多系统、多器官疾病，甚至肿瘤等消耗性疾病的可能，应注意避免因能量摄入不足引起营养不良，需要全面评估患者的血糖、血脂等代谢状态和饮食偏好、食物获取等进行个体化设定。

（1）碳水化合物

碳水化合物是机体较易获得的能量来源，也是进食后餐后血糖升高的主要原因。富含碳水化合物的食物如果在葡萄糖、淀粉和纤维方面比例不同，对血糖的反应也不同，有些导致血糖缓慢上升和缓慢下降，而有些导致血糖快速上升和快速下降，原则上以谷类为主，可粗、细粮搭配并多样化。实际上，人类最佳健康所需的碳水化合物摄入量是未知的，对于没有糖尿病的成人，依据大脑对葡萄糖的需求，其碳水化合物推荐膳食摄入量为130 g/d。但这种能量需求也可以通过身体的代谢过程来满足，包括糖原分解、糖异生及碳水化合物摄入量非常低的情况下的生酮作用。也有研究提示，为供给大脑足够的葡萄糖并避免代谢紊乱，碳水化合物供能比应大于等于45%，但碳水化合物的最佳供能比位于多少才可获得脑血管病的最好结局依然未知。我国居民饮食习惯较西方不同，饮食中碳水化合物供能比可达50%～65%，但对于餐后血糖控制不佳的患者，应降低碳水化合物的比例。

膳食纤维来源于未加工的谷物、非淀粉类蔬菜、水果，以及豌豆和扁豆等豆类。足够的膳食纤维摄入和糖尿病全因死亡降低有关，当然也包括脑血管病；也可延缓糖类吸收以利于餐后血糖的控制。膳食纤维过多会导致肠胀气或腹胀等，建议糖尿病患者每日至少摄入膳食纤维14 g。

（2）脂肪

美国国家医学院将成人脂肪摄入量占总能量的比例设定为20%～35%。研究显示，与低脂饮食相比，用脂肪含量比例较高的食物代替饮食中的碳水化合物时，在血糖和脑血管疾病危险因素（高密度脂蛋白胆固醇、甘油三酯等）方面改善更明显，因此饮食中脂肪的类型或质量可能会超过脂肪总量对脑血管疾病结局的影响。流行病学研究发现，食用多不饱和脂肪或多不饱和脂肪酸可降低2型糖尿病的发生风险；亚洲一项病例对照试验中，对107名新诊断葡萄糖代谢受损和冠心病受试者给予1800 mg/d的二十碳五烯酸，6个月后餐后甘油三酯、血糖、胰

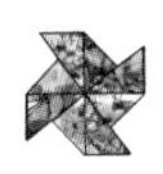

岛素分泌能力和内皮功能得到改善；另一项纳入至少含一个心脑血管危险因素的50岁或50岁以上糖尿病受试者的病例对照试验也显示，在他汀类药物治疗中加上每天两次2 g二十碳二烯丙酯，在降低复合心血管结局和死亡率方面有益处；PREDIMED研究提示，心血管风险高的无糖尿病人群，采用地中海饮食模式（富含初榨橄榄油或坚果）降低了2型糖尿病的发病率。上述研究显示脂肪的类型不同，对糖尿病及其并发症结局的影响也不同，因此更注重脂肪种类的选择，例如限制饱和脂肪酸、反式脂肪酸，更注重不饱和脂肪酸等优质脂肪的选择等。

研究发现，不饱和脂肪与饱和脂肪相比，前者可降低总胆固醇和低密度脂蛋白胆固醇水平，也可降低脑血管疾病的风险。因此，向患者提供咨询时，强调不饱和脂肪含量较高的食物可能会改善血糖、血脂，建议公众每周至少吃2次鱼（特别是富含脂肪的鱼），也适用于糖尿病患者。

（3）蛋白质

对不伴肾病的糖尿病患者的有关摄入各种蛋白质影响的研究有限，实际上关于蛋白质含量的一些比较研究并未显示对糖尿病患者的结局存在差异。有研究显示，蛋白质供能占比30%与15%相比，干预12周后30%组的体重指数、空腹血糖和胰岛素需求改善较15%组明显。一项系统评价研究结果提示，高蛋白饮食计划（能量占比25%～32%与15%～20%比较）组在降低体重、改善糖化血红蛋白方面效果显著，但在血脂和血压方面两组之间没有统计学差异。另有研究显示，高蛋白早餐与高碳水化合物早餐相比，餐后血糖反应、患者体重、空腹血糖、胰岛素用量均降低，但长期获益不明显。但事实上，高蛋白饮食会增加肾小球滤过量，增加尿蛋白排泄，进而增加肾脏损伤风险。目前，包括《中国2型糖尿病防治指南（2020年版）》等较多指南多推荐，肾功能正常的糖尿病患者，蛋白质供能比可为15%～20%，优质蛋白需占一半以上，对有蛋白尿或肾小球滤过率下降的糖尿病患者，蛋白质摄入应小于每日0.8 g/kg体重。

3.维生素和微量营养素

目前，研究证据尚不支持，在没有缺乏维生素或矿物质的情况下使用膳食补充剂，来满足血糖目标或改善糖尿病和糖尿病前期患者的脑血管危险因素。血糖控制目标未达的患者微量营养素缺乏的风险可能增加，因此保持均衡的食物摄入量至关重要。铬补充对葡萄糖和脂质代谢影响的系统评价因研究质量差而使结果受限；评估镁和维生素D补充以改善糖尿病患者血糖的临床研究的证据存在相互矛盾，因此在没有潜在缺乏的情况下，多种维生素或矿物质补充对糖尿病或糖尿病前期患者血糖的益处尚未得到证据的支持，日常常规补充并不被推荐。长期服用二甲双胍的患者应对维生素B_{12}水平行定期检测，若存在维生素B_{12}缺乏应补充。

4. 钠盐

数据显示，目前多数人钠盐每天摄入量大于3.5 g，应减少钠盐摄入以预防和控制高血压及相关并发症。多数指南建议糖尿病患者每天钠盐摄入量小于2.3 g，与一般人群推荐量相同。虽然将钠盐降低到2.3 g/d及2.3 g/d以下对血压有益，但仍缺乏证据。一项检测糖尿病患者尿钠排泄量的研究显示，钠摄入量最低时会增加死亡率。对替米沙坦单独和与雷米普利联合使用的全球终点试验数据进行二次分析表明，钠排泄小于3 g/d和大于7 g/d都与2型糖尿病患者死亡率增加有关，因此关于钠盐摄入量降低到一般推荐水平以下是有益还是有害一直存在争议，明显低于2.3 g/d时应根据个体情况考虑。但脑血管病患者常合并高血压，有研究建议从有益于控制血压的角度出发应降低钠盐摄入量，从而降低卒中风险。

5. 饮酒

适度饮酒对糖尿病患者血糖的不利影响较小，甚至一些流行病学数据显示适度饮酒可改善血糖和胰岛素敏感性，但持续饮酒过量（男性每天大于3杯或每周21杯，女性每天大于2杯或每周14杯，1杯含酒精10 g）可能导致高血糖。尽管适度饮酒对血糖和心血管有潜在的益处，但糖尿病患者尤其是使用胰岛素治疗时，酒精摄入可能增加迟发性低血糖的风险。这种作用可能是由于糖异生抑制，酒精的大脑效应导致低血糖意识降低和/或对低血糖的反应受损。使用胰岛素或胰岛素促泌剂的患者夜间饮酒后，可能会出现延迟性低血糖，应告知糖尿病患者如何识别和管理饮酒后的迟发性低血糖。但脑血管病一级预防推荐：饮酒者应减少酒精摄入量或戒酒；饮酒者的量应适度，男性每日饮酒的酒精含量不应超过25 g，女性减半。总之，虽然人群数据表明饮酒与糖尿病风险降低之间存在相关性，但并不表明需要建议戒酒者开始饮酒。饮酒是个人选择，与宗教、遗传和心理健康以及药物等有关。因此对饮酒的糖尿病患者应加强对糖尿病患者饮酒后迟发性低血糖的体征、症状和自我管理教育，尤其是在使用胰岛素或胰岛素促泌剂时。

6. 膳食模式

膳食模式包括所有食物和饮料的总和，在此模式下建议个人每天何时吃、吃什么和吃多少。针对糖尿病患者膳食模式的随机试验较少，目前研究多倾向可预防糖尿病的膳食模式是地中海饮食、低脂肪或低碳水化合物饮食。地中海饮食虽好，但它是基于欧洲人的饮食习惯，《中国居民膳食指南科学研究报告（2021）》指出：江南饮食与地中海饮食非常相近，更贴近国人，是具有代表性的健康中国膳食模式。与北方膳食模式相比，江南饮食多白肉、多坚果、多粗粮、多果蔬、多蒸煮，少油炸、少甜腻、少精米，主清淡、尚本味、近自然。流行病学研究多倾向于地中海饮食和素食可降低2型糖尿病的风险，但低碳水化合物膳食模式没

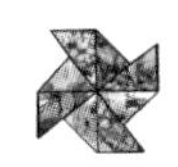

有明显影响。总体而言，对患者并不推荐固定的膳食模式，也没有推荐的最佳膳食模式。仍需考虑代谢目标及文化、宗教、理念等的差异。

（三）中国居民膳食指南中糖尿病合并脑血管病的营养治疗

对于糖尿病患者如何从营养治疗的角度预防脑血管病的发生，《中国居民膳食指南2021年版》给出了以下建议。

1.增加全谷物食物

全谷物是指未经精细加工，或虽经过碾磨、粉碎等处理仍保留完整谷粒的麸皮、胚芽和胚乳及其天然营养成分的谷物，常见的有玉米、黑米、燕麦、高粱、荞麦、小米等。增加全谷物食物摄入可降低心脑血管疾病风险和全因死亡风险，且有助于维持合适体重。

2.蔬菜

增加绿叶蔬菜摄入可降低2型糖尿病和心脑血管疾病的发生及死亡风险，尤以十字花科蔬菜为佳，如小白菜、西兰花、卷心菜、花菜、甘蓝、白菜、白萝卜等。

3.水果

增加水果摄入同样可降低血管疾病甚至癌症的发病风险，针对糖尿病患者建议选择低升糖指数的水果，如樱桃、草莓、柚子、梨等。但需注意每日水果食用量，每日摄入水果应不超过200 g，每次控制在100 g左右；吃水果的时间在两餐之间较佳，避免饭后马上吃水果。

4.大豆及其制品

大豆制品富含蛋白质，豆浆的蛋白含量接近牛奶，豆腐丝的蛋白含量接近牛肉，腐竹的蛋白含量相当于牛肉干。但合并肾脏损害时应限制蛋白摄入，具体参照宏量营养素部分。

5.坚果类

日常可以适量食用的坚果主要有腰果、核桃、板栗等。腰果富含膳食纤维；核桃含丰富的铬元素，可促进葡萄糖利用，保护脑血管，但核桃热量较高，每日1～2颗即可；板栗富含膳食纤维，可预防便秘、降低餐后血糖，板栗富含淀粉，可以部分替代主食；花生含有的花生四烯酸可改善胰岛素敏感度，但因其油脂多不宜过量食用，每日大概15 g。

6.奶类及其制品

膳食指南建议每天摄入奶和奶制品300 g以增强抵抗力、改善营养状况，糖尿病患者摄入牛奶量应和每日所需副食量相匹配。

7.鱼肉

增加鱼肉摄入可降低卒中发病风险，改善老年人认知功能。带鱼富含多不饱和脂肪酸以及镁、硒等矿物质，对脑血管具有保护作用；黄花鱼富含蛋白质、不饱和脂肪酸、维生素B_2、尼克酸、维生素E及多种矿物元素，尤其是硒，硒是人体必需微量元素，具有抗氧化作用；鲈鱼也富含蛋白质、维生素以及微量元素，且DHA含量较高。

我国居民膳食指南给出了具有较好营养价值的食物建议，患者在摄入上述食物的同时，还应考虑总能量及各种营养素的比例分配，仍然不宜摄入过多。

（四）危重脑血管病应激性高血糖的营养治疗

卒中为突发疾病，机体处于应激状态而使营养物质出现代谢紊乱，同时相关的升糖激素，如儿茶酚胺、糖皮质激素和胰高血糖素等分泌增加，机体表现为胰岛素抵抗，血糖随之升高，称为应激性高血糖，加之基础病糖尿病的存在常使患者病情加重。

应激性高血糖患者的血糖控制目标目前尚存在争议。短期内强化胰岛素治疗可将应激状态下患者的血糖控制在正常范围，虽可降低患者的感染发生率和病死率，但可能造成的低血糖也是重要的不良反应。人群研究发现，重症患者血糖小于3.8 mmol/L时死亡率将升高，此时应立即经静脉输注葡萄糖；当血糖控制在大于正常血糖范围又小于10 mmol/L时，其病死率低于强化胰岛素治疗组。糖尿病合并脑血管病的危重患者发生应激性高血糖时如何给予MNT，系统评价研究显示，肠外营养的胰岛素需要量和高血糖发生率高于肠内营养的胰岛素需要量和高血糖发生率，因此在患病早期给予肠内营养，可能有助于改善应激性高血糖。

（五）糖尿病合并重症脑血管病患者的营养治疗

重症脑血管病患者神经功能受损严重，临床上表现为严重的意识障碍、认知功能障碍、失去知觉等，可伴随呼吸系统、循环系统、消化系统等多系统功能损害。重症脑血管病患者在急性期机体处于应激状态，代谢率增高，能量呈现负平衡，营养治疗存在特殊性。

1.评估

卒中患者吞咽困难的发生率高，这是营养不良的主要原因，卒中伴营养不良导致高复发率和死亡率。在提供营养支持之前，需要由营养师或专业人员进行吞咽、补水和营养不良风险筛查。尽管每个指南中营养支持的开始时间不同，但吞咽困难患者最好进行管饲，肠内营养是吸收营养的最自然方式。

2.肠内营养

对于无法保持充足营养、已经营养不良或有进食困难的卒中患者，建议在24 h内或不超过72 h内给予肠内营养。肠内营养的给予量和速率都从低开始并逐渐增加，从第一天的20～50 mL/h增加到第二天的80～100 mL/h，输注应在12～24 h内完成，并在3天内达到全部量，鼻饲量每次应低于200 mL，鼻饲的间隔时

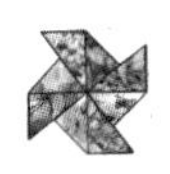

间应根据患者的消化、吸收情况和病情所需的全天总量确定。对于中度非卧床患者，能量需求应估计为105～147 kJ/kg体重；卧床不起的患者能量需求为84～105 kJ/kg体重，糖、脂质量比为7∶3～6∶4，热量占比为0.7%～1%；重症急性应激患者能量需求为84～105 kJ/kg，糖、脂质量比为5∶5，热量占比为1%。膳食纤维摄入量应达到25～30 g/d。建议通过测定24 h尿中尿素氮来估计患者的每日蛋白需求量。对于重症脑血管病患者，肠道吸收功能恢复较慢，为适应吸收功能的逐渐恢复，应以米汤、蔗糖等易吸收的食物为主，耐受后可逐渐给予混合奶。对昏迷、吞咽障碍者，应及早留置胃管。应保证每天供给的糖类为300 g、蛋白质为90～110 g、脂肪为100 g，液体量为2500 mL。见图3-7。

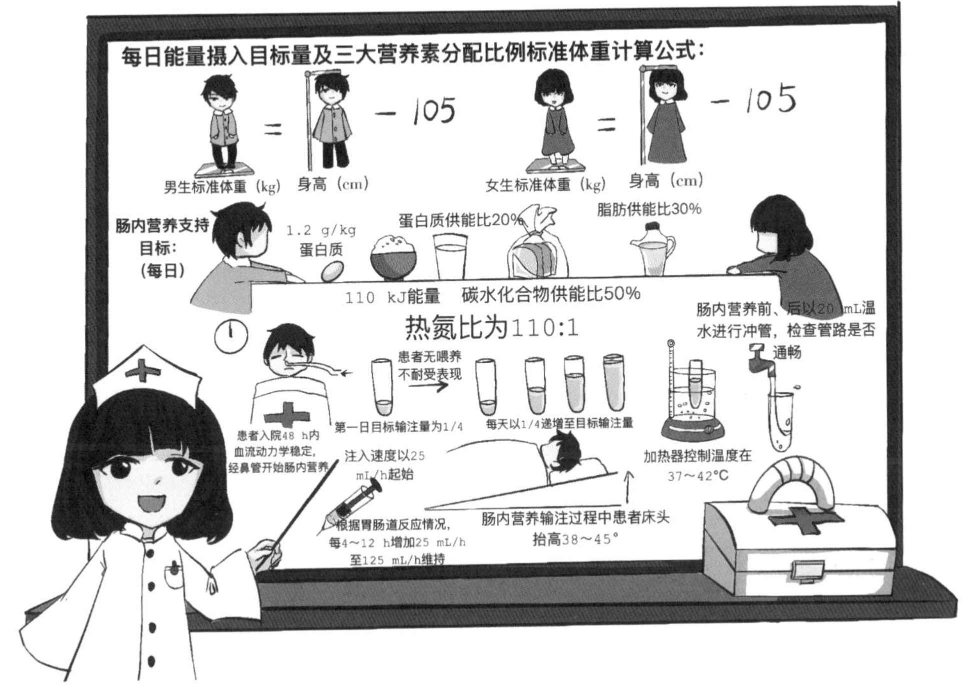

图3-7 糖尿病合并脑血管病营养治疗

上文提到，重症脑血管病患者分解代谢增加，合成代谢减少，应激性血糖升高且不能被外源性血糖抑制，针对该类患者是否给予充足能量供给存在争议。2022年西京医院神经内科江文教授团队的优化重度卒中早期肠内营养研究成果发表于*Lancet Neurology*，研究分为充分热量喂养组、改良充分热量喂养组和低热量喂养组，结果显示在重度卒中的早期阶段，与全肠内营养相比，改良的全肠内营养或低热量肠内营养并没有显著降低不良结局的风险，但与改良的全肠内营养相比，低热量肠内营养可能与死亡率增加有关，这提示低热量可能并不适用于重度卒中患者。

3.并发症

重症脑血管病患者肠内营养时腹泻的发生率高，电解质紊乱、肛周皮肤破裂和伤口污染等是常见的并发症。导致腹泻发生的因素可能与肠内营养配方、供应方式和速度有关，应注意肠内营养的启动时间和持续时间、是否存在肠内营养污染及其他药物的使用。改变肠内营养的配方、减慢输注速度、严格遵守无菌技术、注意抗菌相关性腹泻等可降低腹泻的发生率。

营养和饮食在糖尿病和脑血管疾病的治疗中起着核心作用，应贯穿治疗的始终。良好的营养习惯和适应年龄的饮食模式对于保持身体健康和保证老年时的良好生活质量至关重要，通过坚持某些饮食模式，如地中海饮食，饮食中的水果、蔬菜和ω-3脂肪酸等可实现体重的管理，预防或延缓与年龄有关疾病的发生。未来更全面的临床前研究结果有希望为糖尿病合并脑血管病患者提供全面的营养治疗方案。

（关聪会）

第三节　糖尿病合并高血压的营养治疗

一、糖尿病合并高血压的概述

糖尿病和高血压是中老年人群常见的慢性代谢性疾病，流行病学调研显示，我国成人糖尿病及高血压的患病率越来越高，糖尿病和高血压都是心血管疾病的独立危险因素，二者常合并出现，但专门针对糖尿病合并高血压患病率的大型流行病学调研较少，糖尿病合并高血压患病率的数据大多来自局部地区的调研，总体而言，糖尿病患者合并高血压的患病率高于非糖尿病患者高血压的患病率，同时，高血压患者合并糖尿病的患病率也高于非高血压患者糖尿病的患病率。

高血压已被证明可以预测心血管疾病的发生，且增加心血管疾病的风险，高血压也是糖尿病患者独立的死亡因素之一。有超过75%的糖尿病患者发生心血管疾病被归因于高血压。有研究发现，糖尿病合并高血压的患者，发生心血管疾病的风险是血压正常的非糖尿病人群的4倍。而且，高血压与糖尿病的大血管及微血管并发症的发生、发展也密切相关，比如糖尿病肾病、糖尿病视网膜病变。

糖尿病合并高血压的患者人数众多，而营养治疗是综合管理糖尿病合并高血压的治疗基础。多种饮食因素会影响血糖、血压管理，评估营养证据很复杂，而且多种因素的组合影响可能很大。需要进一步根据文化素质、个人偏好、心理及

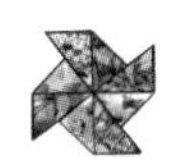

社会经济地位等因素，为糖尿病合并高血压患者量身定制营养治疗方案。

二、糖尿病合并高血压的临床特点

1. 糖尿病分类

世界卫生组织1999年的糖尿病病因学分型体系，根据病因学证据将糖尿病分为4种类型，即1型糖尿病（T_1DM）、2型糖尿病（T_2DM）、特殊类型糖尿病和妊娠期糖尿病。T_1DM、T_2DM和妊娠期糖尿病是临床常见类型。T_1DM包括免疫介导型T_1DM和特发性T_1DM，T_1DM的病因和发病机制尚未完全明了，其显著的病理学和病理生理学特征是胰岛β细胞数量显著减少乃至消失所导致的胰岛素分泌显著下降或缺失。T_2DM的病因和发病机制目前亦不明确，其显著的病理生理学特征为胰岛素调控葡萄糖代谢能力的下降（胰岛素抵抗）伴胰岛β细胞功能缺陷所导致的胰岛素分泌减少（相对减少）。特殊类型糖尿病是病因学相对明确的糖尿病。随着对糖尿病发病机制研究的深入，特殊类型糖尿病的种类会逐渐增加。

2. 高血压分级

高血压诊断标准自1999年世界卫生组织高血压防治指南，将高血压诊断标准由血压≥160/95 mmHg（1 mmHg = 0.133 kPa）修改为血压≥140/90 mmHg以来，医学界便一直沿用此标准。2017年美国高血压管理指南将高血压的诊断标准定义为血压≥130/80 mmHg，当时掀起一番争议未得到世界各国专家学者的认同。此后相继颁发的多部高血压管理指南中，仅2018年加拿大高血压管理指南将诊室血压≥135/85 mmHg作为高血压诊断标准，其他指南均沿用诊室血压≥140/90 mmHg为高血压诊断标准。

三、糖尿病合并高血压的营养治疗

对糖尿病合并高血压的患者进行个体化的治疗和管理是临床医生，尤其是内分泌医生和心血管医生关注的重点问题，其中，饮食指导是综合管理糖尿病合并高血压患者基础。随着饮食指导方案的不断发展和完善，医学营养治疗体系逐渐得到发展。营养治疗旨在包括对不同类型的患者给予个性化的饮食指导，协助患者疾病的诊治及合理营养支持。营养治疗是糖尿病治疗的基础，贯穿于糖尿病病程中的全阶段。1971年，由美国糖尿病学会首先提出了营养治疗的概念，同时颁发的《糖尿病患者营养与饮食推荐原则》提出“基于循证的糖尿病营养供给量标准”。我国于2010年首次制定了糖尿病的营养治疗指南，并于2013年做了修订。

（一）糖尿病合并高血压患者的病情评估

1. 问诊

应详细询问患者的临床信息，如年龄、糖尿病及其并发症的症状、既往史、个人史、家族史。既往史应包括患者过去体重变化的情况，是否有高血压、血脂异常、冠心病、脑血管病变、周围血管病变、脂肪肝、自身免疫病、肿瘤、睡眠呼吸暂停综合征及治疗情况。个人史包括吸烟、饮酒、饮食等情况。家族史包括一级亲属是否患糖尿病及治疗情况。此外，还应了解患者的文化、工作、经济及宗教信仰情况，这些信息有助于制订个体化的综合控制目标和治疗方案。

2.体格检查

应常规测量血压、心率、身高、体重、腰围、臀围，并计算体重指数和腰臀比。对肥胖的糖尿病患者（尤其是青少年），应检查是否存在黑棘皮病。T_2DM患者在诊断时有可能已经出现并发症，还应检查视力、神经系统（如踝反射、针刺痛觉、震动觉、压力觉、温度觉）、足背动脉搏动、下肢和足部皮肤。

3.实验室检查和其他检查

检查内容包括空腹和餐后2 h血糖、胰岛素、C肽、糖化血红蛋白、肝功能、肾功能、血尿酸、血脂、尿常规、尿白蛋白/肌酐比值（urin albumin creatinine rate，UACR），并根据血肌酐水平计算估算的肾小球滤过率（estimated glomerular filtration rate，eGFR）。UACR和eGFR联合可以更好地评估糖尿病患者肾病的严重程度。如尿酮体阳性，应测定血β-羟丁酸、血电解质并进行血气分析检查。疑有心力衰竭者建议检测血清B型利钠肽水平。如胰岛素和C肽水平较低，应测定谷氨酸脱羧酶抗体（glutamic acid decarboxylase antibody，GADA）等自身抗体。疑有特殊类型糖尿病时，可根据患者临床特征做基因检查或染色体检查。

T_2DM患者在诊断时就应做眼底检查和神经病变的检查。眼底检查可以使用免散瞳眼底照相机拍摄眼底照片，如异常则转诊至眼科进行进一步评估。踝反射、针刺痛觉、震动觉、压力觉、温度觉检查异常者宜进一步行电生理学检查（如神经传导速度测定）及定量感觉测定。尿常规或eGFR异常者，应做泌尿系统超声检查，必要时用核素法测定肾小球滤过率。尿常规中红细胞或白细胞增加以及有其他证据提示患者的肾损害可能有糖尿病肾病以外的因素时，应建议患者行肾穿刺活检。糖尿病患者初诊时应常规做心电图检查，伴高血压或心电图异常或心脏听诊异常者应做超声心动图检查。心电图有心肌缺血表现或有胸闷、心前区疼痛症状者应做运动试验或冠状动脉CT血管成像检查，必要时行冠状动脉造影检查。有心律失常者应做动态心电图检查，伴高血压者宜做动态血压监测以了解全天血压波动情况。足背动脉搏动减弱或足部皮肤有溃疡者应测定踝肱指数（Ankle-brachial index，ABI），必要时行下肢血管超声检查及下肢动脉造影检查。超重或肥胖的糖尿病患者，以及肝功能异常的糖尿病患者应做腹部超声检查了解是否伴脂肪肝及胆石症，必要时行上腹部CT或磁共振成像检查。

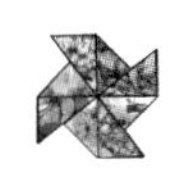

（二）糖尿病合并高血压营养治疗的原则

1. 摄入不饱和脂肪

不饱和脂肪的摄入优于饱和脂肪的摄入，前者可以降低总胆固醇（total cholesterol，TC）水平、低密度脂蛋白胆固醇（low density lipoprotein cholesterin，LDL-C）水平，更有利于降低慢性心脏病（chronic heart disease，CVD）的风险。

2. 低碳水化合物、高脂肪的饮食模式

相比高碳水化合物的饮食模式，更推荐T_2DM患者采用低碳水化合物、高脂肪的饮食模式。

3. 限制钠盐量

建议糖尿病及糖尿病前期患者每天摄入的钠盐少于2.3 g。

4. 增加鱼肉摄入

建议糖尿病患者及一般人群每周至少吃2次鱼。

（三）糖尿病合并高血压营养治疗的目标

糖尿病合并高血压患者的血糖、血压、血脂和体重的控制应以营养治疗、改善生活方式为基础，并根据患者的具体情况给予合理的药物治疗。血压、血脂和体重管理亦应遵循个体化原则，即根据患者的年龄、病程、预期寿命、并发症或合并症严重程度等进行综合考虑。结合《中国糖尿病诊疗指南（2020年版）》，糖尿病合并高血压的综合控制目标如表3-3所示。

表3-3　糖尿病合并高血压的综合控制目标

测量指标		目标值
毛细血管血糖(mmol/L)	空腹	4.4～7.0
	非空腹	<10.0
糖化血红蛋白(%)		<7.0
血压(mmHg)		<130/80
总胆固醇(mmol/L)/高密度脂蛋白胆固醇(mmol/L)	男性	<4.5
		>1.0
	女性	>1.3
甘油三酯(mmol/L)/低密度脂蛋白胆固醇(mmol/L)		<1.7
未合并动脉粥样硬化性心血管疾病		<2.6
合并动脉粥样硬化性心血管疾病		<1.8
体质指数(kg/m²)		<24.0

注：1 mmHg=0.133 kPa

（四）糖尿病合并高血压患者营养物质的具体要求

1.碳水化合物

全谷物是指经过磨碎、剥落、破裂等方法除去不可食用的壳等成分后，保存完整的麸皮、胚芽、淀粉质胚乳等成分。全麦燕麦和大麦以及β-葡聚糖可降低冠心病、T_2DM发生风险，其机制主要与降低LDL-C、餐后血糖，调节肠道微生物群等相关。欧洲一些国家的相关机构建议每份食品中的β-葡聚糖的最低含量在0.75～1.0 g之间。南欧大西洋饮食（Southern Europe Atlantic Diet，SEAD）是葡萄牙北部和西班牙西北部的传统饮食，主食是鱼（尤其是鳕鱼）、红肉和猪肉制品、乳制品、蔬菜和土豆、全麦面包和葡萄酒。较高的SEAD的依存性可降低一些心血管危险因素，进一步降低心肌梗死风险。这可能与SEAD调节肠道菌群，降低C反应蛋白、总胆固醇、甘油三酯、胰岛素水平，改善胰岛素抵抗、收缩压、BMI、腰围等有关。然而，红肉和猪肉制品的摄入往往与心脏代谢性疾病、癌症增加有关，而土豆的大量摄入可能会增加T_2DM的风险。推荐T_2DM合并高血压患者按照体重和劳动强度，粗、细搭配进食谷类。

2.脂肪

（1）总脂肪

近年来，越来越多的研究探索高脂肪、低碳水化合物饮食模式对心脏代谢风险因素的影响，相关的系统综述分析发现，与低脂肪、高碳水化合物饮食相比，高脂肪、低碳水化合物更有益于血糖、血压及心血管疾病发生风险的控制。

（2）饱和脂肪

饮食中饱和脂肪可升高LDL-C，而LDL-C是动脉粥样硬化疾病（cardiovascular disease，CVD）的独立危险因素，降低饱和脂肪的摄入量并用不饱和脂肪代替，其中以多不饱和脂肪最佳，可以降低CVD的发病率。用植物来源（如橄榄油和坚果）的单不饱和脂肪代替，可降低CVD风险。同时，碳水化合物饮食代替饱和脂肪饮食，也会降低总胆固醇、LDL-C、HDL-C，但会显著增加甘油三酯。2015—2020年的美国糖尿病饮食指南中，建议饮食结构中用单不饱脂肪或多不饱和脂肪来代替至少10%由饱和脂肪所产生的热量。

（3）单不饱和脂肪

研究发现，较高的单不饱和脂肪的饮食模式，可有效降低空腹血糖、甘油三酯、BMI和收缩压，同时升高HDL-C。橄榄油和坚果等植物来源的单不饱和脂肪含量高的地中海饮食模式，可改善T_2DM患者的血糖、BMI等心血管危险因素。

（4）多不饱和脂肪

长链ω-3脂肪酸主要来源于鱼类，糖尿病患者增加富含ω-3脂肪酸的食物，具有一定的心血管益处。对于纯素饮食模式的人来说，亚麻、核桃和大豆等植物

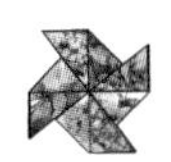

性食物中的ω-3α-亚油酸可以作为高饱和脂肪类食物的代替。近年来研究发现，补充ω-3α-脂肪酸可以降低一般人群和T_2DM患者的血清TG水平，增加HDL-C水平，降低血小板聚集性，具有抗血栓形成和抗心律失常的作用，可以在降低CVD风险的同时，提高胰岛素的敏感性，并降低糖尿病相关神经病变和肾脏病变的发生率。还有一些研究发现，补充ω-3脂肪酸可能会升高T_2DM患者的血糖水平，而相关的Meta分析表明，补充ω-3脂肪酸对T_2DM患者的血糖并没有不利影响，所以，我们推荐T_2DM合并高血压患者每周摄入2～3次鱼类。

（5）反式脂肪

反式脂肪摄入增加不会导致葡萄糖、胰岛素和TG水平的增加，但会导致TC、LDL-C增加和HDL-C降低。反式脂肪也与全因死亡率、CHD总死亡率和CHD死亡率有关。

3.蛋白质

饮食和生活方式无可争议地在心血管疾病的发展中起主要作用。以前，通常建议人们将膳食中摄入胆固醇的量限制在每天300 mg，以利于预防心血管疾病。但目前研究发现，膳食胆固醇与血液胆固醇之间的关联性较弱，2015年的美国人膳食指南并未延续这一建议。鸡蛋作为日常饮食中常见的食材，是膳食中胆固醇、蛋白质、铁等营养素的主要来源，也是不饱和脂肪酸、磷脂和类胡萝卜素的廉价来源。然而，由于鸡蛋中的胆固醇含量较高，鸡蛋摄入量与心血管疾病风险之间的关联在过去10年中一直是一个激烈争论的话题。一项对前瞻性队列研究进行的Meta分析，结果表明，每天一个鸡蛋的摄入并不会增加心血管疾病的风险，而且，亚洲人群的心血管疾病风险降低与每天摄入一个鸡蛋相关。在按地理位置分层的分析中，在美国队列或欧洲队列中未发现鸡蛋消费与心血管疾病风险之间存在关联，但在亚洲队列中发现负相关。已有研究提出增加蛋白质摄入量可诱导体重减轻和改善胰岛素敏感性，但从长远来看，高蛋白饮食与T_2DM风险增加有关。而用植物蛋白替代5%的动物蛋白能量可降低T_2DM的风险，采用有利于植物蛋白的饮食模式可能有助于降低T_2DM的发病率，并且富含植物性蛋白质的饮食可以促进长期健康和长寿。所以，我们推荐T_2DM合并高血压等心血管危险因素患者每天摄入一个鸡蛋。

4.蔬菜和水果

蔬菜和水果是相对复杂的一类食物，因为每种蔬菜、水果所包含的营养素成分及比例均不相同。蔬菜和水果可能含有多种矿物质、维生素、膳食纤维、类黄酮、类胡萝卜素以及多种生物活性物质（如甾醇、酚类、吲哚等）等。许多蔬菜和水果能量低，纤维含量高，含水量高，这可能会增加饱腹感并减少机体能量摄入，因此应该有助于减轻体重。通常情况下，并不鼓励T_2DM患者食用某些水果，如果汁、干果和热带水果，因为它们的含糖量高，并强调在食用水果之前先食用蔬菜。而一项纳入了81个独立队列的大型Meta分析发现，水果和蔬菜摄入均有心血管获益，并会降低冠心病的发病率和死亡率，没发现水果或蔬菜会造成心血管损害。有些水果或蔬菜与心血管获益相关联，包括柑橘、100%的果汁、葱、胡萝卜、绿叶蔬菜。而T_2DM患者的饮食指导也强调适当进食水果，可以预防或减轻周围神经病变的发生、发展。推荐T_2DM患者可以在两餐之间进食水果，水果种类不限制，但总量需有所限制，不推荐一次性大量进食水果。

5.其他

（1）膳食纤维

膳食纤维主要来源于豆类、蔬菜、全谷物、坚果、水果等植物性食物，因膳食纤维对肠道中的细菌种类有强大的影响，而肠道微生物失调、肥胖和胰岛素抵抗之间的关系也是目前活跃的研究。饮食中增加膳食纤维的摄入，对十二指肠溃疡、胃食管反流病、憩室炎、痔疮、便秘等多种胃肠道疾病有益，而且可降低血压、胆固醇，改善血糖、胰岛素抵抗，并促进减肥。同时，高膳食纤维的摄入，可降低卒中、冠心病、糖尿病、高血压、肥胖等的风险。膳食纤维摄入量越多，卒中的风险越低，典型的植物性食物富含膳食纤维，T_2DM合并高血压患者从全植物食物中获取大部分膳食纤维，例如蔬菜、水果、全谷物、坚果等。

（2）红肉和加工肉类

红肉指的是猪肉、羊肉、牛肉、驴肉等经过碎肉、冷冻等物理处理，但未经特殊加工的哺乳动物肌肉，而加工的肉指的是通过了熏制、腌制、盐渍、发酵或其他改善保存或增强风味的过程，例如培根、香肠、火腿、热狗和熟食肉等。大多数加工肉类含有猪肉或牛肉，T_2DM合并高血压患者可以摄入红肉和加工肉类，但尽量少摄入。因为加工肉类中硝酸盐和亚硝酸盐增多，血红素铁会催化肠道中亚硝胺的形成，在高温烹饪过程中形成杂环芳胺和多环芳烃，进一步导致氧化应激、DNA损伤。按照世界癌症研究基金会的推荐，人均每日红肉摄入量＞100 g视为红肉摄入过多。

（3）加工食品

高度加工食品对健康的影响已成为公众健康关注的一个领域。某些类型的加工，例如去皮、切割和冷冻新鲜蔬菜和水果以供日后食用，具有重要的健康益处，可以提高食品的安全性、便利性和适口性。不管是加工程度较低的食品（如全麦面粉和面食），还是加工程度较高的食品（包括工业生产的谷物甜点、即食或即热食品、休闲食品）、含糖饮料、糖果等，通常与其原始植物或动物来源的食物相比，会更加可口。但很多“快餐”式加工食品中有添加剂补充，T_2DM合

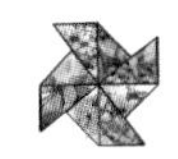

并高血压患者应注意，不要摄入过多的“快餐”及其他富含添加糖、饱和脂肪、淀粉的加工食品。

（4）钠盐

饮食中的高钠摄入量增加了水潴留和全身外周阻力，改变了内皮功能，引起了大动脉的结构和功能的改变，并改变了心血管系统的自主神经调节。饮食中钠的减少不仅可以降低血压和高血压的发病率，还可以降低心血管疾病的发病率和死亡率。新鲜的蔬菜和水果通常含盐量很低，但在制备和烹饪植物性食物时经常会添加盐，应该注意不要添加过多钠盐。对于糖尿病患者和高血压患者，钠盐的平均摄入量每天不应超过3.5 g，虽然将钠盐降低到每天2.3 g，显示出对血压的有益影响，但进一步减少需要谨慎。一些测量糖尿病患者尿钠排泄的研究显示，糖尿病与最低钠盐摄入量相关的死亡率增加。研究发现，钠盐摄入量每天小于3 g、大于7 g，都与T_2DM患者的死亡率增加有关。由于缺乏明确的科学证据，糖尿病合并高血压患者每天低于2.3 g的钠盐摄入推荐应根据个人情况慎重考虑。国内缺乏对糖尿病合并高血压人群进行限盐干预的研究，根据《中国糖尿病诊疗指南2020年版》的推荐，每人每天食用盐的总量不超过5 g。在个性化钠盐摄入量建议时，必须仔细考虑食物偏好、适口性、可用性以及新鲜或特制低钠盐产品的额外成本等问题。

（5）维生素

血浆同型半胱氨酸来源于必需氨基酸蛋氨酸，其代谢途径由需要叶酸、维生素B_6和维生素B_{12}作为必需辅因子的酶催化。血浆总同型半胱氨酸（total homocysteine，tHcy）浓度受B族维生素血清浓度的影响。系统性综述显示，血浆tHcy浓度与卒中风险之间存在强烈的正相关且与剂量相关，与安慰剂相比，补充B族维生素（叶酸、维生素B_6、维生素B_{12}）可降低血浆tHcy浓度的25%，降低卒中的相对风险约10%，因为维生素B_{12}在动物性食物中的含量较高，所有素食者往往有维生素B_{12}摄入不足的情况，导致血浆tHcy升高，从而增加卒中的风险。然而，素食饮食导致的高tHcy的危害与素食饮食有关的低血压、葡萄糖、胆固醇等好处联合，对卒中发病率的影响不清楚。而素食者是否应该补充B族维生素目前仍然是有争议的。

（6）坚果

坚果含有43%～67%的脂肪、8%～22%的蛋白质、1%～4%的碳水化合物、丰富的不饱和脂肪酸（包括多不饱和脂肪酸及单不饱和脂肪酸）、4%～5%的饱和脂肪酸。同时，坚果含有丰富的维生素、纤维素、矿物质等营养素成分。最近的Meta分析发现，食用坚果对心脑血管疾病有有益的影响，可以降低卒中的发病率和死亡率。这主要与空腹血糖、总胆固醇和LDL-C的降低有关。坚果富含不饱和脂肪酸和蛋白质，是素食饮食结构中营养均衡的重要成分。但因其脂肪含量较高，糖尿病合并高血压患者不宜大量摄入，可以折合热量和主食换算，即增加坚果摄入后应适当减少主食摄入。

总之，糖尿病合并高血压患者的饮食除了应遵循基本的低盐、低脂糖尿病饮食原则外，应选择富含水果、蔬菜、全谷物等植物性饮食模式，如DASH饮食、北欧饮食、地中海饮食和素食饮食。对饮食模式的分析已成为研究饮食与慢性疾病及其并发症发生风险关系的常见研究形式，饮食模式分析不是着眼于单个的营养物质或食物，而是研究整体饮食的影响，代表着更广泛的营养结构，可能比单个的食物或营养物质更能预测疾病风险。患者在诊断出糖尿病前期或糖尿病时，应积极参与糖尿病的自我管理教育，根据个人生活环境、偏好和病程进展，定期调整营养治疗方案，并在糖尿病医疗机构定期复查随访。

举例：　糖尿病合并高血压营养治疗的具体方案

患者在被诊断糖尿病时最常问的问题之一是“我的饮食需要注意什么?”。首先，糖尿病合并高血压患者饮食统一要求：（1）每顿正餐应包括蔬菜、优质蛋白质食物、谷薯类等；（2）超重或肥胖者，可按照“少量无油蔬菜→优质蛋白质食物→主食炒菜”的进餐顺序；（3）运动应在餐后半小时后进行，每日步行6000步左右，避免空腹运动及剧烈运动；（4）通常我们所说的食物质量，指的是可食用部分在加工前的生重。

接下来，我们简单地举例说明：按照性别、年龄、体力活动，计算总热量。

患者，女，55岁，身高160 cm，体重60 kg，2型糖尿病病史6年，高血压病史10年，轻体力劳动者，推荐食谱如下。

早餐：牛奶250 g，鸡蛋1个，米和（或）面50 g（粗细粮食搭配），蔬菜100 g；

午餐：肉50 g或鱼80 g或豆制品100 g（任选一种），米和（或）面50 g（粗细粮食），蔬菜200～300 g，植物油10 g，食盐2～3 g；

晚餐：肉50 g或鱼80 g或豆制品100 g（任选一种），米和（或）面50 g（粗细粮食），蔬菜200～300 g，植物油10 g，食盐2～3 g；

加餐（可加在两餐之间）：无糖酸奶、脱脂牛奶100 g左右，可生食蔬菜、低糖水果100～250 g。

（见图3-8）

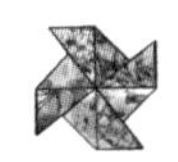

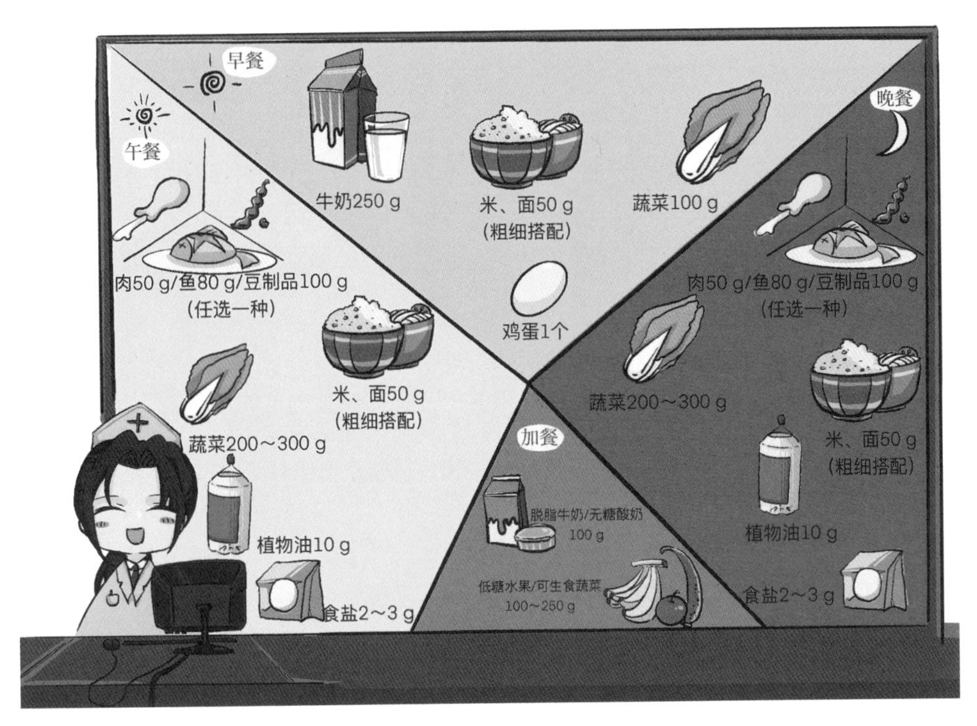

图3-8　糖尿病合并高血压患者营养治疗

多种饮食因素会影响血糖、血压管理，评估营养证据很复杂，而且多种因素的组合影响可能很大。需要进一步根据文化素质、个人偏好、心理及社会经济地位等因素，为糖尿病合并高血压患者量身定制营养治疗方案。

（刘进进）

第四节　糖尿病肾病的营养治疗

一、糖尿病肾病的概况

糖尿病肾病（diabetic kidney disease，DKD），顾名思义，指由糖尿病引起的慢性肾脏病，是糖尿病常见的微血管并发症之一，使糖尿病患者的生活质量受到不同影响，病变严重者可丧失劳动能力，甚至导致死亡。随着经济发展、生活方式改变，人口老龄化的进程加速，糖尿病的患病人数逐年增加，糖尿病肾病的患病率亦逐年上升，已成为威胁我国人民健康的严重公共问题。

糖尿病肾病具有患病率高、知晓率低、治疗费用高、死亡率高等特点。资料

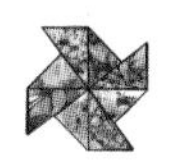

显示，全球有20%～40%的糖尿病患者合并有糖尿病肾病。糖尿病肾病患病人群知晓率低，大多数患者在早期处于无症状阶段，在确诊时已进展为晚期阶段，甚至已到终末期肾病。如果糖尿病肾病不能及时治疗，则会进展到尿毒症阶段，只能通过血液净化、肾移植等手段维持生命，这不仅增加了家庭和社会的经济负担，而且严重影响患者的生活质量，缩短其生存时间。因此，对慢性肾脏病高危人群早期进行筛查尤为重要，早期发现并及时干预，可延缓其进展，减少终末期肾脏病的发生。

糖尿病肾病的高危人群包括：

1. 糖尿病血糖控制不良者；

2. 合并高血压、高脂血症者，血压、血脂控制不佳者；

3. 身体质量指数（body mass index，BMI）提示肥胖的患者（中国人群BMI在28 kg/m^2）；

4. 有肾脏疾病家族史的人群；

5. 性别，有研究显示男性较女性更容易患有糖尿病肾病；

6. 年龄，年龄越大、糖尿病病程越久，越易患糖尿病肾病。

糖尿病肾病与其他免疫介导的肾脏疾病相比，其临床表现及疾病的进展过程有所不同。如果糖尿病患者出现了肾功能损害，其进展至终末期肾病的速度约为他类型肾脏疾病的14倍。更甚者，还有临床研究发现糖尿病肾病进展为终末期肾病时，无论透析或是肾移植，其远期预后较其他肾脏疾病的预后更差，所以，预防糖尿病肾病的发生和延缓其发展，对提高糖尿病患者的存活率及生活质量具有十分重要的意义。

二、糖尿病肾病的临床特点

（一）临床表现

1. 早期的糖尿病肾病患者无明显的肾病临床表现，但由于肾小球滤过率升高，肾脏体积变大，出现肾小球与肾小管肥大的现象，因此肾脏的血流动力学已经出现改变。此期患者在应激、感染、发热、运动状态下，血压过高或血糖控制不佳时，可能出现一过性的蛋白尿。

2. 待患者肾病发展至微量白蛋白期时，尿中白蛋白的水平已显性持续高于正常人群，但又低于常规尿蛋白检测方法所能检测出的水平。

3. 进展至晚期阶段，患者可以出现水肿、贫血，此外常伴有其他微血管并发症，如糖尿病视网膜病变、周围神经病变、自主神经病变等，此时患者会出现视力模糊、指端或趾端皮肤异常、尿量减少、尿潴留和一过性晕厥等症状。

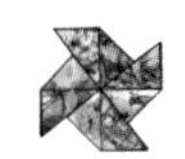

（二）诊断

当患者有持续存在的白蛋白尿和（或）eGFR下降，且持续超过3个月，同时排除其他原因所致的慢性肾脏病，即可诊断为糖尿病肾病。在临床工作中，当患者满足以下三项之一时，方可诊断：

1. 在排除干扰因素的情况下，在3～6个月内的3次检测中至少2次UAER≥30 mg/g或UAER≥30 mg/24 h（20 μg/min）；

2.eGFR < 60 mL/min^{-1}/（1.73 m^{2}）$^{-1}$持续3个月以上；

3. 肾活检符合糖尿病肾病的病理改变。

（三）筛查随访

糖尿病肾病所致的慢性肾脏损害可累及包括肾小球、肾小管、肾间质和肾血管等全部的肾脏结构，会引发不同程度的白蛋白尿或肾功能进行性减退。1型糖尿病患者通常在起病10～15年左右罹患糖尿病肾病，而在2型糖尿病患者中，罹患糖尿病肾病的时间较1型糖尿病患者更短，并与年龄大、合并其他基础疾病等多种因素有关。因此指南推荐，1型糖尿病患者在病程5年以上，进行糖尿病肾病的筛查，对于2型糖尿病患者，在确诊时即应进行糖尿病肾病筛查的评估。

三、糖尿病肾病的营养治疗方案

糖尿病肾病的治疗包括基础的营养治疗、个体化的控糖和降压、纠正脂代谢异常、保护肾功能、减少尿蛋白等在内的综合治疗。营养治疗是糖尿病肾病治疗的基础，是在合理控制摄入总热量的基础上，均衡各类营养素的比例，以维持营养需求与肾脏负荷之间的平衡关系，从而提升患者的生活质量及临床预后。

（一）糖尿病肾病营养治疗的目标

营养治疗是糖尿病肾病治疗的基线措施，其主要目的为：

1. 摄入符合生理需要的能量及营养素比例；

2. 达到并维持理想体重，尽可能使血糖、血压、血脂数值达标；

3. 防止低血糖、酮症酸中毒、高糖高渗性昏迷等急性并发症；

4. 预防或延缓肾脏病变的进展；

5. 适量补充维生素及微量元素；

6. 酌情配合药物，进一步保护肾功能。

（二）糖尿病肾病的营养治疗

1. 制定满足日常生理需求的总能量

在过去相当长的时间里，糖尿病患者的饮食疗法为“半饥饿疗法”，即限制主食摄入量或总热量摄入不够多。临床实践及相关研究表明，如严格限制糖尿病肾病患者主食摄入量，则脂肪的摄入量会有所增加，从而损害微血管，使眼、心、肾、脑等脏器病变提前出现。当糖尿病肾病患者的热量供应不足时，脂肪和蛋白质的分解代谢加快，使肌酐、尿素氮等代谢产物在体内蓄积，则加重肾功能的损害。目前仍有不少患者使用“半饥饿疗法”，这种理念及行为应予以纠正。相反，如若热量摄入过多，不利于血糖的控制，可使肾功能进一步恶化，且会因摄入过多的脂肪及蛋白质，加重肾脏负担，使肾功能进一步恶化，并加速糖尿病其他慢性并发症的进展。

目前临床工作者及营养师普遍认同营养疗法新准则，即合理控制摄入的总热量、均衡分配各类营养素。糖尿病肾病患者的饮食与普通糖尿病患者的饮食有所不同，要求在满足日常所需的能量和营养素比例的情况下，不仅要限制碳水化合物、脂肪的摄入，还需限制蛋白质的摄入。但如果限制过于严格，反而又会增加营养不良的风险，进而增加患者出现感染、慢性炎症的概率。所以糖尿病肾病患者饮食的方案制定具有明显的个体化特征，并且随病情变化随时调整饮食方案。因而，具体做法如下：由熟悉糖尿病营养治疗的营养师或管理团队在全面评估患者营养状况的前提下，设定营养治疗目标，酌情调整总能量的摄入。进而在满足控制总热量的基础上，兼顾个人的饮食爱好和生活习惯，结合患者肾功能分期，合理分配各类营养素的比例，以制定个体化的治疗方案。

因此，需根据患者的标准体重来计算每日所需的总能量，总能量摄入基本与非糖尿病肾病患者相似，需综合考虑患者的体型、体力、活动强度等因素。以体重在理想范围且从事轻体力的活动者为例，通常按照104～125 kJ/(kg·d）计算；超重和肥胖者要酌情减少能量的摄入，可以84～104 kJ/(kg·d）计算，或每日减少食物热量1046～2092 kJ，直至体重达到理想范围；而体型稍瘦的患者则需适当增加能量，以146 kJ/(kg·d）计算，使患者尽可能达到并维持理想体重。对于透析患者，小于60岁的糖尿病肾病患者，予以146 kJ/(kg·d)，大于60岁的患者，给予125 kJ/(kg·d)。

2. 合理的饮食结构

（1）优质低蛋白饮食，酌情辅以α-酮酸

糖尿病肾病营养治疗的核心措施即为合理地控制蛋白质的摄入。因为摄入过量的蛋白质会使肾小球滤过率增加、肾小球基底膜增厚，导致肾小球发生硬化；同时，摄入过多的蛋白质可引起尿毒症产物蓄积，导致肾脏的损伤加快，因而糖尿病肾病患者要避免高蛋白饮食。在减少蛋白质总摄入量的同时，需增加优质蛋白质的摄入比例。优质低蛋白食物通常指动物蛋白，即瘦肉、鱼虾、鸡蛋、奶制品等。通常建议糖尿病肾病患者每日蛋白摄入不超过总热量的15%。

根据患者的肾功能分期进一步细分，如患者处于：

①糖尿病肾病早期阶段，推荐蛋白质的摄入量为0.8 g/(kg·d)。若摄入过高

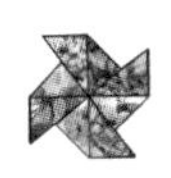

的蛋白［如大于1.3 g/(kg·d)］会导致尿蛋白的增加、肾功能的下降、心血管及死亡风险增加。

②对于大量蛋白尿、水肿及慢性肾功能不全但非透析的患者，蛋白质的摄入更为严格，推荐摄入量为0.6 g/(kg·d)，该剂量可延缓肾功能减退，同时推荐补充复方α–酮酸制剂。

③已行透析治疗的慢性肾功能不全患者，由于透析会丢失部分能量并使蛋白质吸收障碍，故可适当增加蛋白质的摄入量，推荐透析患者蛋白质摄入量为1.1～1.2 g/(kg·d)，而腹膜透析患者给予蛋白质1.2～1.3 g/(kg·d)。如遵循严格或极低的低蛋白饮食原则，会增加蛋白质营养不良的风险，需慎重、全面、系统评估，如必要，应该在营养师的指导和监测下进行营养素的补充。见图3–9。

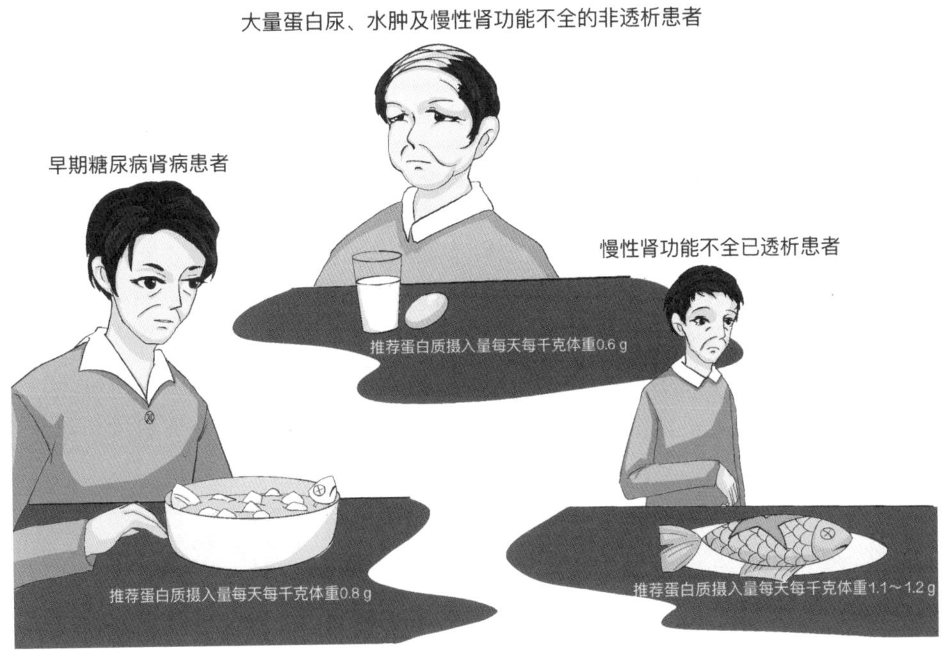

图3–9　糖尿病肾病的营养治疗

（2）控制脂肪的摄入量

膳食脂肪不仅为机体提供能量与必需脂肪酸，同时还促进肠道吸收脂溶性维生素，增添食物的美味，增加机体的饱腹感，是重要的营养物质。但是因其能量密度过高，若过多摄入会导致一系列的严重危害。

脂肪的供能占比一般在25%～30%，但不应超过30%。油脂的摄入以不饱和脂肪酸（鱼油、菜籽油、橄榄油、亚麻油等）为主，猪油、牛油、羊油等在室温下呈固体，通常含有过多的饱和脂肪酸，应避免食用，并尽可能不食用动物内脏。对于超重或肥胖的患者，脂肪供能比应控制在30%以内，以便于其减重。过多摄入饱和脂肪酸会使机体胆固醇、低密度脂蛋白胆固醇（LDL-C）水平升高，可促进动脉粥样硬化的发生与进展，从而导致冠心病的患病风险增加，因此要严格限制饱和脂肪酸和反式脂肪酸的摄入量，通常饱和脂肪酸的摄入量一般控制在脂肪供能比的10%以内。单不饱和脂肪酸是较好的膳食脂肪来源，可取代部分饱和脂肪酸供能，宜大于总能量的12%。虽有研究报道多不饱和脂肪酸有调节糖脂代谢的作用，但其易发生氧化而形成过氧化物，对健康不利，故不宜摄入过多。因此，推荐多不饱和脂肪酸的供能比在总能量的10%以内。此外，有研究显示ω-3脂肪酸可以保护糖尿病肾病患者的肾功能，减少尿蛋白，且每天摄入3.5 g的ω-3脂肪酸可显著降低机体甘油三酯的水平。因此，应适量增加摄入富含ω-3多不饱和脂肪酸的植物油。此外，应限制糖尿病肾病患者胆固醇的摄入量，要求低于200 mg/d。

（3）适量碳水化合物

碳水化合物是给人体供能的主要能量物质，在饮食中有重要意义。若碳水化合物摄入过多会使胰岛的负担增加，进而影响血糖控制状况。因此，合理摄入碳水化合物，对糖尿病肾病患者来说尤为重要。中国糖尿病医学营养治疗指南提到，建议糖尿病患者每日碳水化合物的供能比为45%～60%，那么对于糖尿病肾病患者，在控制蛋白质的摄入时，其供能比例同时下降，因此碳水化合物的供能占比会有所升高。而碳水化合物中含有一定量的植物蛋白，所以，若一味地增加碳水化合物的摄入量，会使膳食中植物蛋白摄入增加，从而加重肾脏的负担。因此，对于糖尿病肾病患者，如何进食主食十分重要。

首先，要严格限制蔗糖、果糖、麦芽糖等在内的纯糖制品，包括糕点或市面售卖的“无糖食品”，因其都含有丰富的碳水化合物，进食后会造成血糖升高。其次，可将普通主食的一部分转换为蛋白质含量较低的淀粉类食物，如玉米淀粉、小麦淀粉、粉皮、粉丝等；也可选择食用土豆、山药、芋头等淀粉含量高的食物，以减少摄入植物蛋白的量。但通常淀粉含量高的食物其升糖指数亦高，故进餐这类食物时需要进一步减少主食的量，或搭配升糖指数低、膳食纤维含量高的食物，如糙米、黑米、燕麦、藜麦、玉米面、荞麦面等；也可以搭配进餐蔬菜等。当碳水化合物的来源为升糖指数低、膳食纤维含量高的食物时，其供能比可达60%。

（4）丰富高膳食纤维

膳食纤维的摄入可延长糖尿病肾病患者的胃排空时间，延缓葡萄糖的消化和吸收，对稳定血糖、改善血脂谱有重要意义。同时其还可以加快肠道蠕动，促进

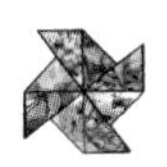

粪便排泄，通过增加粪便的排氮量，在一定程度上能降低血尿素氮的水平。因此，推荐糖尿病肾病患者每日摄入膳食纤维的量达到并宜适量超过健康人群的摄入量，建议每日摄入新鲜蔬菜500～750 g，以叶菜类、瓜茄类蔬菜为主。

（5）适量进食水果

对于糖尿病肾病患者，水果虽好，但不宜过多。进食水果需注意以下几点：①应选择含糖量相对较低、升糖指数低、水分较多的水果，如：西瓜、苹果、柠檬、杏、草莓、樱桃等。不宜食用高糖水果，如：红枣、葡萄、柿饼、荔枝、山楂等。需要注意的是，水果的口感由其中的含糖量及含酸量共同决定，但影响血糖波动的主要是水果的总能量及含糖量，因此，不甜的水果就可多吃这种认识是错误的！如患者血糖控制差，建议食用含糖量更低的黄瓜或西红柿。②不管什么水果，多少都含有热量，因此要控制水果的进食量，所以要在主食中去除进食水果的总热量。③新鲜的水果中维生素、纤维素的含量高，因此进食水果还可以补充维生素和纤维素，但加工过的水果罐头及榨果汁，不仅破坏了水果中的维生素及纤维素，还有额外添加剂，因此要选择进食没有加工的水果。④糖尿病肾病患者吃水果的时间通常建议在两餐之间，或在饥饿和体力劳动后将水果作为加餐进食，尤其是不要在餐前及餐后马上食用，以防餐后血糖升得过高，同时也可避免下一餐前出现低血糖。另外，还需注意的是，对于中重度肾功能不全的患者，要避免进食富钾水果如香蕉，而应选择少量食用含钾相对低的水果如苹果、菠萝等。

（6）限钠，必要时限钾

糖尿病肾病患者应清淡饮食，建议各期糖尿病肾病患者钠盐摄入量为1.5～2.0 g/d（相当于氯化钠3.75～5.00 g/d），对于透析的患者，钠盐摄入量应控制在2.0～2.3 g/d（相当于氯化钠5.00～5.75 g/d）。日常生活中除食盐、酱油等调味剂外，避免食用如咸菜、咸鱼、咸蛋、腊肠、酱菜等一切咸食。需要注意，慢性肾衰竭患者的肾脏排钠功能进一步下降，出现钠水潴留，因此限钠更为严格，严格评估患者的血压及水肿程度，酌情选择低钠或无盐饮食。

对于尿量大于1000 mL且血钾正常者，无须限制食物中钾的摄入。但对于高钾血症患者，应避免食用富钾食物，如：坚果、紫菜、沙丁鱼等。此外，需要注意的是，食物中的钾多含在果皮、谷皮和肌肉组织中，而钾易溶于水，所以将食材先切后洗、吃水果时削皮、勿用菜汤肉汤泡饭等，都可一定程度上减少钾的摄入。

（7）高钙、低磷饮食

糖尿病肾病进展到肾功能不全时，往往合并有电解质紊乱，其中以低钙、高磷较为常见，因此要注意膳食中应高钙、低磷。但通常含钙量高的食物其磷含量也较高，如排骨、虾皮等。故而高钙、低磷饮食主要强调低磷。生菜、冬瓜、木耳、卷心菜等蔬菜含磷量较低。此外，炖排骨汤时，通过焯水3～5 min，弃水后再加水熬炖，能去除部分磷。并提倡禁食动物内脏、蛋黄，少吃花生、核桃、栗子、瓜子等坚果。

（8）补充维生素及微量元素

糖尿病肾病患者容易出现维生素及锌、硒、镁、铁等多种微量营养素的缺乏，可根据营养评估结果适量补充维生素及微量元素。无维生素和微量元素缺乏的糖尿病肾病患者，可不必长期大量补充维生素或微量元素等制剂。但绝大部分糖尿病肾病Ⅳ期以上的患者存在维生素D缺乏的情况，故应定期监测血25-羟维生素D及血、尿离子评估钙、磷代谢，酌情补充骨化醇。

糖尿病肾病作为糖尿病最常见的微血管并发症之一，其病情发展较快且重，因此我们应在早期阶段即予以治疗，尤其通过合理的营养疗法的治疗，不仅可实现有效控糖，还能一定程度上干预糖尿病肾病的进展。糖尿病肾病的营养治疗是糖尿病肾病治疗的基石，我们应该积极提倡。

（李琼）

第五节　糖尿病神经病变的营养治疗

一、概况

糖尿病神经病变是糖尿病慢性并发症中发病率占比最高的一种类型，远端对称性多发性神经病变（distal symmetric polyneuropathy，DSPN）和自主神经病变是糖尿病神经病变最常见的两种类型。近期研究发现，我国DSPN患病率达53%。国外一项队列研究显示，临床诊断的DSPN患病率约占45%，然而DSPN起病隐匿，如采用更敏感的测定方法诊断时，DSPN的患病率会增加至60%～75%。糖尿病神经病变患者早期无典型临床症状，而后期出现典型肢体麻木、疼痛等症状时，一般神经损伤已处于不可逆阶段，且可能会进一步发展导致糖尿病足溃疡、坏疽等严重并发症的出现，甚至进展为截肢，严重影响着糖尿病患者的生活质量，并且给患者及整个医疗体系造成巨大的经济负担。但目前关于糖尿病神经病变的病因及发病机制尚未完全阐明，且尚无针对糖尿病神经损伤的特殊治疗手段。因此，积极早期预防干预尤为重要。有研究表明，饮食管理水平与糖尿病周围神经病变的发生密切相关。健康的生活方式可以降低糖尿病神经病变的发生风险，是糖尿病神经病变一级预防策略。

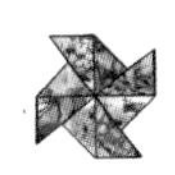

二、临床特点

大多数糖尿病神经病变患者早期没有临床症状，一般在病程超过10年才会逐渐出现感觉减退、肢体麻木和（或）疼痛等症状，严重者可能会合并感染，出现下肢坏疽。糖尿病神经病变的发生、发展是复杂的、多因素的，其危险因素有糖尿病病程、血糖控制水平、胰岛素抵抗水平、肥胖和慢性炎症、胰岛素信号通路异常等。糖尿病神经病变可能会累及单个或多个周围神经，其具体分型如下：

（一）弥漫性神经病变

1.远端对称性多发性神经病变

以大神经纤维及小神经纤维同时受累最为常见，部分可表现为仅有大神经纤维受累，或仅以小神经纤维受累为主。临床表现为对称性的双侧肢体远端感觉异常，或出现疼痛、麻木等症状。

2.自主神经病变

主要累及的系统有心血管系统、消化系统、泌尿生殖系统等，同时还可能会出现体温调节功能受损、汗液分泌功能异常、瞳孔功能异常以及低血糖感知能力减弱等。

（二）单神经病变

主要指单颅神经、周围神经的受累。颅神经损伤最常见的是动眼神经受损导致的上睑下垂，还包括面神经受损导致的面瘫、外展神经受损导致的眼球固定、三叉神经受损出现的面部疼痛以及听神经受损出现听力损害等。周围神经损伤单发者经常累及尺神经、正中神经、腓总神经和股神经等。若存在同时累及多个单神经的情况，则更多提示多灶性单神经病变可能，但需要与多发性神经病变进行鉴别。

（三）神经根神经丛病变

临床表现常为单侧、近端肢体的剧烈疼痛，同时可伴有单侧、近端肌肉无力、肌肉萎缩。最常受累的神经为腰段的多发神经根以及神经丛病变。

三、糖尿病神经病变的营养治疗

研究显示，综合管理血糖可改善2型糖尿病患者心脏自主神经病变的预后，抗阻运动结合营养指导可提高糖尿病周围神经病变患者的神经传导功能。在糖尿病前期、代谢综合征以及2型糖尿病患者中，推荐生活方式干预预防糖尿病神经病变的发生。糖尿病患者加强饮食管理可预防糖尿病周围神经病变的发生。

（一）营养治疗目标

营养疗法是防治糖尿病并发症的重要措施与手段，参考国内外指南的要求，营养治疗的目标为：维持健康的饮食行为，选择适合的食物，并改善患者整体的健康状况；体重达标并能维持，血糖、血压、血脂的控制达标，尽可能地延缓糖尿病相关并发症的发生与发展；尽可能地均衡膳食营养，在保证营养丰富的同时，食物种类的选择多元化，尽可能地满足文化、个人生活背景等需求，促进行为改变。糖尿病患者通过采用规范、恰当的饮食管理后，可预防或降低其周围神经病变的发生。

（二）营养治疗方案

1.各类营养素推荐

（1）能量

糖尿病患者能量摄入计划需做到个体化制订，目标是既能达到并维持理想体重，又可以满足不同情况下患者的营养需求。建议总能量摄入按照每人104～125 kJ/(kg·d) 计算，并推荐、指导患者执行，同时需要根据不同患者的身高、体重、年龄、性别、每日活动量以及应激状况，个体化地调整能量标准。对于糖尿病神经病变患者，摄入的总能量要求与糖尿病患者基本一致，但在各营养素比例上可适当调整，适当增加有利于治疗神经病变的食物种类，同时避免摄入容易导致血糖波动较大的食物，如升糖指数高的食物以及饮酒等。

（2）碳水化合物

推荐每日碳水化合物占全天总热量的45%～60%。糖尿病患者每日膳食中所摄入的碳水化合物占比≥45%，同时需避免高脂肪食物的摄入，有研究显示，这样可显著降低糖尿病慢性并发症的发生风险。也有研究显示，2型糖尿病患者摄入升糖指数低、膳食纤维含量高的碳水化合物，可有效地改善其血糖及血脂。

（3）脂肪

对于体重达标的糖尿病神经病变患者，推荐每日膳食中脂肪摄入量占总能量的25%～35%。而对于超重或肥胖的患者，脂肪摄入量需控制在30%以内，这样更有利于体重下降。ω-3多不饱和脂肪酸对于脂代谢的影响是复杂的。Meta分析指出，每天摄入超过250 mg的ω-3多不饱和脂肪酸可显著降低心源性猝死的风险，以及剂量依赖性地降低致死性心血管疾病的风险。然而摄入过量的ω-3多不饱和脂肪酸会容易产生脂质过氧化，从而导致自由基的产生而损伤细胞和组织。ω-6多不饱和脂肪酸中的亚油酸可通过酶促反应生产前列腺素1（prostaglandin E1，PGE1）有助于糖尿病末梢神经病变程度的改善。但单纯补充富含亚油酸的物质因无法绕过受到阻滞的酶促反应步骤，很难达到促进PGE1

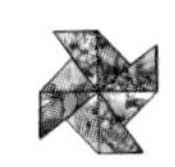

生成的目的。因此，不建议盲目地补充不饱和脂肪酸，在此推荐多不饱和脂肪酸的摄入量小于总热量的10%。针对ω-3脂肪酸与ω-6脂肪酸比例推荐为1/10～1/4。

（4）蛋白质

如糖尿病患者肾功能正常，建议蛋白质的摄入量按照健康人群的标准选择恰当的摄入量，建议蛋白质含量约占全天总能量的15%～20%。除总量外，我们还需关注不同蛋白质种类的差异对糖代谢的影响。有研究显示，豆制品虽然对空腹血糖、糖化血红蛋白及胰岛素水平无明显影响，但其具有很强的降低血胆固醇、低密度脂蛋白与甘油三酯水平，提高高密度脂蛋白水平的作用。

（5）维生素及微量元素

①不推荐糖尿病神经病变患者常规补充维生素，对于维生素不缺乏的糖尿病患者在补充维生素后是否会产生代谢获益，目前尚未充足的证据。

②现有的研究认为维生素D的缺乏与糖尿病并发症发生相关，建议适当补充维生素D。

③虽然，糖尿病神经病变与氧化应激有关，但对于是否需常规大量补充抗氧化维生素（如维生素E、维生素C和胡萝卜素等）目前无证据建议，补充时需考虑其长期安全性。

④对于已确诊糖尿病的患者，有研究发现，烟酸可发挥调节血脂等作用。

⑤适当地补充B族维生素可改善糖尿病神经病变所带来的不适症状。有研究认为，糖尿病周围神经病变患者同型半胱氨酸水平明显高于无并发症者，而维生素B_6、维生素B_{12}及叶酸水平明显低于无并发症者。因此，在糖尿病周围神经病变的治疗中适当增加富含叶酸、维生素B_6及维生素B_{12}的食物有利于控制糖尿病神经病变的进展。维生素B_{12}的衍生物（甲钴胺）可改善糖尿病神经病变患者自发性肢体麻木、疼痛，以及神经反射、传导障碍。

⑥补充α-硫辛酸可改善周围神经传导速度及周围神经病变麻木、疼痛等相关症状。

（6）酒精

酒精存在诱发低血糖的风险，尤其对于服用磺脲类药物或注射胰岛素的患者，应避免空腹饮酒并严格监测血糖，警惕低血糖的发生。已有研究表明，血糖波动过大会加速糖尿病神经病变的进展，因此在治疗方式的选择及饮食指导方面，应尽可能地避免引发低血糖的因素，如酒精。

2.胃轻瘫的营养治疗

（1）食物种类

胃轻瘫患者胃排空缓慢，应减少易导致胃排空延缓的食物摄入。过多脂肪摄入可使胃排空延缓，因此，对于胃轻瘫患者，一定要严格控制脂肪的摄入；高纤维食物也会影响胃排空而加重病情，应尽量少食如芹菜、马铃薯等食物；建议适当多进食富含B族维生素、维生素C的食物，并避免饮酒。

（2）食物的形态

固态食物也会使胃排空延迟，对于胃轻瘫患者，建议将固态食物制作成匀浆，或多进食半流质食物；对于病情严重的患者，则建议进食全流食。

（3）进餐次数

胃轻瘫患者少量多餐有助于病情控制，对于症状较轻者，建议按照每日5餐进行，具体时间可设置为每日三次主餐，以及10:00及16:00左右加餐；对于症状较重者，建议每日6餐，具体时间可设置为每日三餐，10:00、16:00及睡前少许进餐。

（4）心理疏导

对于部分胃轻瘫患者，因为恶心、呕吐、腹胀会存在惧怕进食的心理，为其讲解合理进食的必要性，有助于克服患者的恐惧心理，应积极地鼓励、引导其进食。

营养治疗的目标为：维持患者的正常体重，对于消瘦的患者努力使其体重逐增，逐渐达到标准体重，如果很难做到让体重增长，至少也需维持体重不再进一步下降，见图3-10。

（王丽婷）

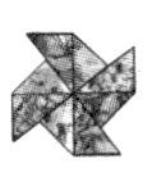

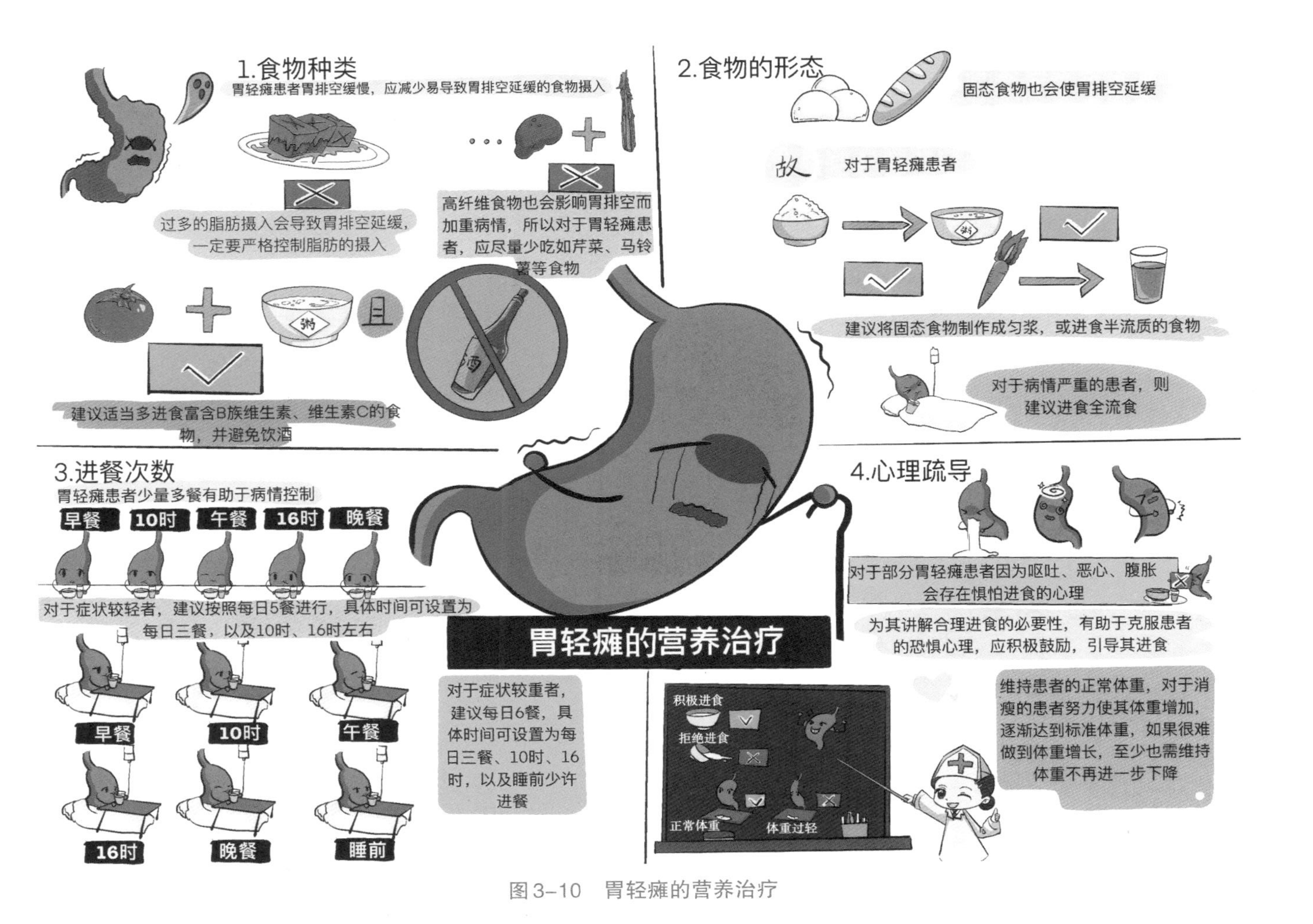

图3-10　胃轻瘫的营养治疗

第六节　糖尿病视网膜病变的营养治疗

一、概述

糖尿病视网膜病变（Diabetic retinopathy，DR）是糖尿病主要微血管并发症之一。2020年全球成年DR患者人数达到1.031亿，2045年预计将增加至1.605亿，糖尿病患者中DR患病率为34.6%，糖尿病黄斑水肿（Diabetic macular edema，DME）的患病率为6.81%。我国糖尿病患者人数超过1.4亿，其中DR的患病率为22.4%，华北地区和东北地区患病率较高，分别为27.7%和23.7%，农村患病率（34.0%）高于城市患病率（18.7%），DR患病率在50～59岁年龄段的糖尿病患者中最高（22.1%）。DR所导致的视力下降已成为重大公共卫生问题，重视DR的早期筛查和营养治疗对于降低医疗经济费用，改善患者预后尤其重要。

血糖控制不良可使DR发生的风险增加4倍。胰岛素抵抗是DR进展的独立危险因素，高血压、血脂异常是DR发生的重要危险因素。力争血压达标，积极控制血脂水平，降低血甘油三酯、总胆固醇水平，可以减缓DR的进程。DR的发生发展与吸烟、饮酒等不良生活习惯有关，还与肾病、妊娠、肥胖、遗传因素等多种风险因素有关。

二、临床特点

（一）DR的病因

1.高血糖状态及晚期糖基化终末产物引起眼底组织改变

糖尿病患者眼底视网膜组织缺血、缺氧，长期高血糖产生的晚期糖基化终末产物阻碍红细胞释放氧，使周围组织供氧减少。当血糖控制正常后，早期糖基化产物浓度可恢复正常，但晚期糖基化终末产物不能恢复至正常水平，从而影响机体组织细胞的生理功能。

2.过度氧化应激状态持续存在

机体的物质代谢会产生能量和氧自由基，氧自由基会引起DNA、细胞膜、血管壁等组织的破坏，从而引起疾病和衰老，此过程叫作氧化应激。糖尿病患者体内持续存在超氧化状态，血糖升高、血管壁受氧自由基损伤，血清脂质过氧化物含量明显增高，超氧化物歧化酶（superoxide dismutase，SOD）活性下降，氧自由基还可能损害构成视网膜视盘细胞的不饱和脂肪酸，导致生物膜溶解细胞死

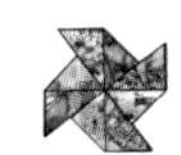

亡，从而加重视网膜病变。

3.视网膜新生血管和微动脉瘤形成

高血糖状态下由于血管壁的糖蛋白、胶原蛋白及其他分子的代谢异常，使视网膜动脉壁逐渐僵硬、失去弹性。同时，眼底视网膜动脉血管变窄、毛细血管末端扩张，形成血栓和新生血管。当毛细血管血流灌注不足时，机体通过血流动力学的调节反应代偿形成新生血管交通支，新生血管管壁发育不全则会产生微血管瘤。

4.视网膜剥离和黄斑水肿变性

视网膜毛细血管的新生血管管壁脆弱，易破裂出血，导致玻璃体积血，视网膜无灌注导致视盘及黄斑区缺血。随着病情进展，积血吸收后形成纤维瘢痕，瘢痕收缩使视网膜被牵拉剥离致盲，同时可能出现黄斑区增厚水肿，患者视力明显下降。

（二）临床表现

DR的早期诊断对于避免视力受损非常重要。血糖波动会对视网膜眼底血管造成较大破坏继而引起视网膜剥脱等严重的结果。DR分为两大类：一类是，非增殖性糖尿病视网膜病变（non-proliferative diabetic retinopathy，NPDR），即视网膜血管通透性变化、基底膜增厚和无细胞毛细血管形成。眼底检查显示微血管瘤、静脉串珠样和视网膜微血管异常；另一类是增殖性糖尿病视网膜病变（proliferative diabetic retinopathy，PDR），即出现视网膜视盘新生血管，视网膜前出血玻璃体积血，视网膜脱离致盲。

1.病情评估

糖尿病患者眼科首诊时应通过询问病史、体格检查和辅助检查进行眼科状况评估，确定双眼视功能、是否存在DR及严重程度、是否伴随DME及分型。针对全身情况了解患者糖尿病病史及血糖控制状况，是否伴有高血压、高脂血症等危险因素。

（1）病史采集

①视觉症状，是否有飞蚊症，是否突然视力下降、单眼或双眼失明；

②糖尿病病程、血糖控制水平及降糖治疗方法（使用胰岛素和/或口服降糖药）；

③病史回顾、治疗情况（如高血压、高血脂、肾脏疾病、妊娠）、手术史及特殊生活习惯（如是否吸烟）。

（2）体格检查

①裸眼视力；

②双眼眼压，是否眼压升高；

③眼表及眼前节检查，是否有虹膜新生血管；

④眼底检查，包括散瞳后眼底检查、眼底照相。

（3）辅助检查

荧光素眼底血管造影（fundus fluorescein angiography，FFA）、光相干断层扫描（optical coherence tomography，OCT）、OCT血管成像（OCTA）、B超检查等。

2.眼底表现

（1）NPDR为背景性视网膜病变，分为三期：

Ⅰ期（轻度非增生期）：眼底毛细血管瘤样膨出性改变；

Ⅱ期（中度非增生期）：视网膜出血、硬性渗出和（或）棉绒斑；

Ⅲ期（重度非增生期）：每一象限视网膜内出血≥20个出血点，或者至少2个象限已有明确的静脉“串珠样”改变，或者至少1个象限存在视网膜内微血管异常。

（2）PDR为增殖性视网膜病变，分为：

Ⅳ期（增生早期）：出现视网膜新生血管或视盘新生血管；

Ⅴ期（纤维增生期）：出现纤维血管膜，可伴视网膜前出血或玻璃体积血；

Ⅵ期（增生晚期）：纤维血管膜、视网膜前积血或玻璃体积血，积血吸收时牵拉视网膜脱离，失明。

3.影响因素

糖尿病病程是DR最重要的危险因素。病程0～5年的2型糖尿病患者DR患病率为6.6%，病程10～15年者DR患病率上升到24.0%，病程20～25年者DR患病率攀升至52.7%，病程超过30年者DR患病率达到63.0%～83%。持续稳定达标的血糖管理也是延缓发生DR的重要因素。积极治疗全身疾病，血压、血脂达标，控制体重，避免肥胖，良好的生活习惯都有利于减缓DR的发生和进展。

三、糖尿病视网膜病变的营养治疗

（一）营养治疗的目标

1.合理饮食，争取体重达标

具体推荐饮食方案见第三章第一节。

2.血糖、血压、血脂达标，减缓DR进展

虽然糖化血红蛋白达标可以预防视网膜病变的发生，同时应尽可能减少血糖波动，全天目标血糖时间在75%以上，已经有非增殖性中度以上视网膜病变者不宜强化降糖，否则有可能加重病变出现眼底出血。建议患者血压控制达130/80 mmHg，但强化降压不一定带来进一步获益。高甘油三酯血症的DR患者使用非诺贝特可以延缓DR病变进展。

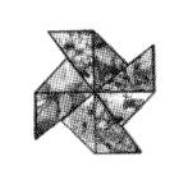

3.管控胰岛素抵抗，阻断普通人群进展为糖尿病患者

胰岛素抵抗患者通常有糖尿病家族史、体重超重，年轻女性还可能有月经紊乱，往往在妇科、减肥门诊、生殖科就诊时，发现高胰岛素血症及胰岛素抵抗。胰岛素抵抗也是DR进展的独立危险因素，因此管理胰岛素抵抗人群的体重、饮食是预防DR的重要措施。

（二）营养治疗的推荐方案

1.维持热量摄入平衡

肥胖的DR患者首先进行严格的体重管理，争取接近理想体重，60岁以上患者的达标体重推荐：理想体重为基准值，可以上浮10%。宏量营养元素（糖、蛋白质、脂肪）的计算见第二章第一节，微量元素在食物中的含量见第二章第一节。

2.推荐膳食方案保证营养均衡

（1）选用低血糖指数饮食

糖尿病患者食用低血糖指数饮食具有改善血糖的作用。进食富含水果、蔬菜、豆类、坚果的完整食物和加工程度较小的谷物，这类食物能减慢葡萄糖的吸收。如：

全谷物类：燕麦、大麦、黑麦、糙米、藜麦、玉米、小米、薏米；

豆类：小扁豆、鹰嘴豆、芸豆、黄豆、蚕豆；

淀粉类蔬菜：土豆、红薯、芋头、山药、南瓜。

（2）合理搭配脂肪酸比例

人类只能将亚油酸和亚麻酸转化为ω-6多不饱和脂肪酸和ω-3多不饱和脂肪酸。来自食物的ω-3脂肪酸对防治心血管疾病、关节炎及改善大脑功能都有益。最佳的ω-6脂肪酸和ω-3脂肪酸的比例是2:1至3:1，目前这个比值大约为8:1，建议摄入更多的ω-3脂肪酸（存在于亚麻籽油、菜籽油、豆油、马齿苋中）。深海生物中发现的二十碳五烯酸（eicosapentaenoic acid，EPA）是一种ω-3脂肪酸，具有降低甘油三酯的作用，有利于DR的预防和控制。反式脂肪酸过多摄入会引起心血管疾病、肿瘤、2型糖尿病的发生风险增加，影响婴儿脑部的发育，所以应限制摄入反式脂肪酸。反式脂肪酸来源于人造奶油、起酥油、黄油、高脂肪烘焙食品。糖尿病患者应多食初榨橄榄油、山茶油、亚麻籽油（不可加热）、椰子油。

（3）均衡搭配动、植物蛋白质

蛋白质的生物学价值取决于其必需氨基酸族谱与人体需要量的比较。蛋白质的质量通过蛋白质净利用率（net protein utilization，NPU）和是否容易消化两项指标衡量。动物蛋白质的NPU较高，植物蛋白质的NPU较低。动物蛋白质的加工过程使消化酶更容易接触蛋白质而更易消化吸收，植物蛋白质被碳水化合物包裹而不易接触到消化酶，所以植物蛋白质的利用率低于动物蛋白质的利用率。动物蛋白质占日常蛋白质摄入总量的2/3，植物蛋白质占1/3，优质蛋白质指动物蛋白质和乳制品，植物蛋白质指豆制品和种子。建议食物搭配：谷物和豆类，谷物和奶制品，豆类和种子。

（4）适当摄入膳食纤维和生鲜蔬果

饮食中增加水溶性膳食纤维，有助于减小血糖的波动。建议在饮食中增加以下食物：全麦麦麸，豆类，坚果种子（尤其是奇亚籽、亚麻籽），生的、清蒸的蔬菜。

多吃富含抗氧化剂的生鲜蔬果有利于保护视网膜。一般色彩鲜艳，红、黄色，有味的食物含抗氧化剂多，如橙子、西红柿、红萝卜、豌豆、菠菜、蓝莓、覆盆子、草莓、紫玉米、樱桃等。

（三）与视网膜病变相关的营养元素

1.脂溶性维生素和叶黄素、玉米黄素

（1）维生素A和类胡萝卜素

维生素A的活性形式存在于动物食品中，含有三种化合物形式：视黄醇、视黄醛、视黄酸，其中视黄醛是视网膜的视杆细胞和视锥细胞中视色素的组成成分，对光感受起到重要作用。类胡萝卜素来源于植物，其在体内经过代谢能生成视黄醇，其中一类β-胡萝卜素具有维生素A活性，是视色素的主要组成部分，是合成视紫红质所必需的营养物质，缺乏会导致夜盲症。动物肝脏、蛋、乳制品、黄色蔬菜和绿色蔬菜及水果富含维生素A。

（2）维生素D

维生素D被誉为阳光维生素，能减轻炎症，促进钙、磷的吸收和利用，增强机体免疫力。现代生活方式的改变使得阳光下活动减少，人群普遍缺乏维生素D。糖尿病患者由于限制饮食数量所以普遍缺乏维生素D，建议定期检查血25-羟基维生素D水平，若缺乏应及时补充。维生素D的来源包括蛋类，日晒（不涂防晒霜）、强化维生素D食品，膳食补充剂。

（3）维生素E

维生素E是一种抗氧化剂，抑制脂质过氧化物及自由基的形成，防止其他脂溶性维生素被氧化破坏，有助于机体对维生素的利用，是组织修复所必需的营养元素。其来源有动物内脏、海带、大豆、燕麦、红薯、小麦芽、糙米、蛋类、干果等。

（4）叶黄素和玉米黄素

叶黄素和玉米黄素均属于类胡萝卜素，是眼底黄斑的重要组成成分，人体不

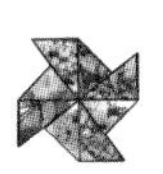

能合成，多从外界摄入，其生理功能包括：①进行光过滤，减少蓝光对眼睛的伤害，起到保护黄斑的作用，是眼睛的“天然墨镜”；②清除自由基，预防眼底病变。补充叶黄素和玉米黄素的科学比例是5∶1，也称为黄金比例，对眼睛最为有益。叶黄素和玉米黄素的主要来源有黄色蔬菜、水果、谷物，如南瓜、胡萝卜、西红柿、橙子、芒果、玉米、小米等。

（5）辅酶Q10（泛醌）

辅酶Q10是一种强的抗氧化剂，能促进血液循环，增加组织含氧量，激活免疫系统，有抗组织老化作用，随着年龄增加机体的辅酶Q10逐渐减少。辅酶Q10是脂溶性维生素，和含油脂量多的食物同食有利于吸收。长期服用他汀类药物的患者建议规律补充辅酶Q10。其食物来源有鲑鱼、沙丁鱼、牛肉、花生和菠菜等。

2.水溶性维生素和生物素

水溶性维生素包括维生素B_1、维生素B_2、维生素B_3、维生素B_6、维生素B_{12}、泛酸、生物素、叶酸和维生素C。水溶性维生素是参与体内多种代谢反应酶的辅助因子或协同底物，大部分在体内的储存量较少，需要从膳食中摄入补充。

（1）复合维生素B和生物素

B族维生素在碳水化合物、蛋白质、脂类的代谢过程中起辅酶的作用，协助维持神经系统的功能。生物素可以促进细胞生长、脂肪酸合成以及参与三大营养物质的代谢过程。复合维生素B和生物素一起补充，效果最好。生物素的食物来源包括花生、杏仁、大豆、鸡蛋、酸奶、牛奶、甘薯等。此外，肠道菌群也能提供一定数量的生物素。

（2）维生素B_{12}和叶酸

维生素B_{12}是维持食物消化和吸收、蛋白质合成、碳水化合物和脂质代谢的必需物质，可预防糖尿病的神经病变。维生素B_{12}的食物来源包括啤酒酵母、干贝、鸡蛋、鲱鱼内脏、牛奶、乳制品、海鲜类等。叶酸是调节同型半胱酸代谢的重要营养素，可促进大脑发育、增强免疫力。同型半胱酸浓度过高会增加动脉硬化的危险性。叶酸能降低血管损伤的风险。叶酸的食物来源包括芦笋、全谷物、牛肉、糙米、乳酪、鸡肉、绿叶蔬菜、枣类、羊肉、豆类、动物肝脏、牛奶、蘑菇、柑橘、猪肉等。

（3）维生素C

维生素C是一种抗氧化剂，可以预防氧化应激引起的动脉粥样硬化，也能降低低密脂蛋白胆固醇含量、升高高密脂蛋白胆固醇的含量，促进胶原蛋白的形成，促进组织修复伤口愈合。机体由食物补充维生素C，维生素C的食物来源有浆果、柑橘及绿色蔬菜等。

3. 矿物质

（1）铬

矿物质铬参与葡萄糖的代谢（通常被称为葡萄糖耐受因子），可调节血糖的浓度。铬以氨基酸螯合铬的形式补充有利于人体吸收。铬补充剂（每日200～1000 mg）可增强2型糖尿病患者的胰岛素敏感性。牡蛎、肝脏以及土豆中均富含铬，此外，海产品、全谷类、乳酪、鸡肉及米糠中也含有中等量的铬。

（2）锌

锌是胰岛素的组成成分之一，它有助于减少自由基的形成。锌的食物来源包括鱼类、豆类、肉类、牡蛎、家禽、海鲜、全谷类等。

（3）镁

镁是维持体内酸碱平衡的重要物质，可预防冠状动脉硬化痉挛。镁的食物来源包括种子、坚果、谷物、深绿色蔬菜，如燕麦、米饭、马铃薯等。

（4）锰

锰是胰腺修复所需的元素，同时也是葡萄糖代谢的辅助因子，参与调节糖、蛋白质和脂质的代谢，可帮助维持神经和免疫系统的功能。锰和B族维生素有协同作用。

（四）选择健康的生活方式

1. 戒烟

吸烟产生的尼古丁会对血管内壁产生不良影响，增加氧化应激和炎症反应，同时，会使血管收缩、管腔变窄，形成斑块，从而影响视网膜局部的血液循环。

2. 锻炼

积极进行体育锻炼，控制体重，减轻精神压力，保证充足睡眠。

3. 避光

避免强烈的阳光和非自然光直射眼部，户外戴墨镜和遮阳帽防止紫外线对眼睛的直接损伤，避免长时间使用手机或者平板电脑。摄入均衡的饮食包括富含叶黄素和玉米黄素的新鲜水果和绿叶蔬菜可以提高眼睛的自我修复能力，延缓视网膜病变的发生。见图3-11。

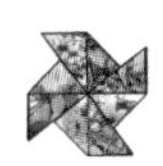

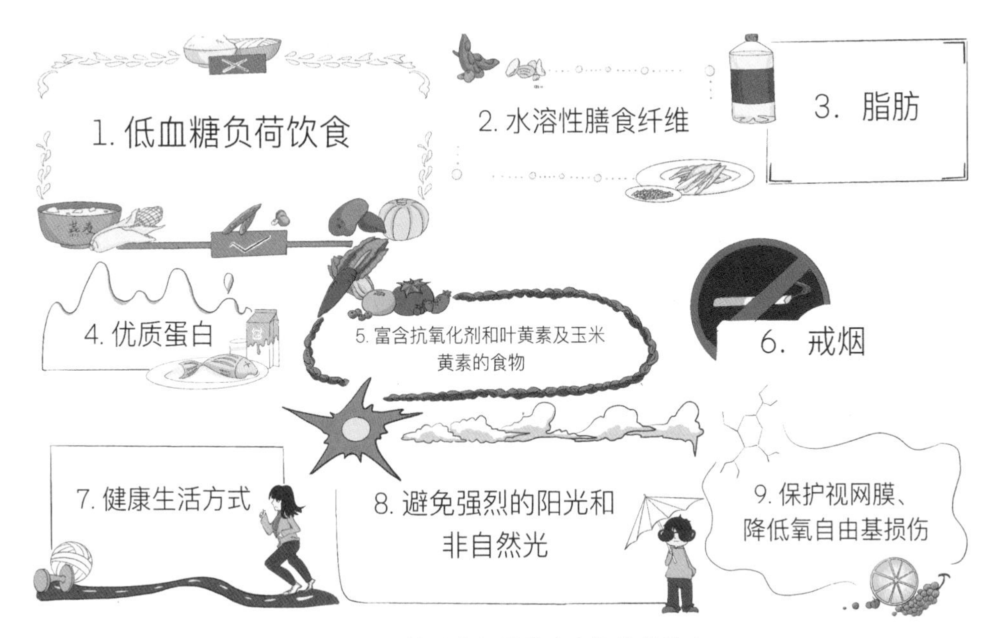

图3-11　糖尿病视网膜病变的营养治疗

（五）筛查和随访

1.筛查

（1）1型糖尿病：12岁之前发病，自12岁起每年筛查；12岁之后发病者，起病5年内筛查，之后应每年随诊1次。

（2）2型糖尿病：应在确诊时开始筛查眼底病变，每年复诊1次。

（3）由于妊娠期间的代谢改变会加重糖尿病患者DR发展，对于在怀孕前诊断的糖尿病患者（糖尿病合并妊娠），应在妊娠或第1次产检时筛查，妊娠后每3个月筛查，产后1年时筛查。

2.随访

（1）对于无DR的糖尿病患者，每年接受一次DR筛查。进行糖尿病教育时告知患者及时有效治疗DR的重要性。

（2）对于已经是DR患者，告知患者维持接近正常的血糖、血压水平以及控制血脂的重要性，内分泌科医师和眼科医师沟通检查结果以确保有效的患者教育。

（3）对于低视力患者，提供低视力功能康复治疗期望患者达到生活自理的状态。

（田昀灵）

第七节　糖尿病足的营养治疗

一、概述

按照中医理论，糖尿病足被认为属于“筋疽”“脱疽”，最早见于《黄帝内经·灵枢》，包括糖尿病的全身症状和足部的局部病变。在现代医学中，糖尿病足（diabetic foot，DF）是指糖尿病患者因为外周动脉病变和（或）下肢神经病变导致足部感染、溃疡和（或）深层组织破坏，是糖尿病的晚期并发症。全球糖尿病足溃疡（diabetic foot ulcers，DFUS）的患病率是6.3%，其中男性患病率高于女性患病率，2型糖尿病患者的患病率高于1型糖尿病患者的患病率。北美糖尿病足溃疡患病率是13.0%，为全球最高；大洋洲糖尿病足溃疡患病率是3.0%，为全球最低。亚洲糖尿病足溃疡、欧洲糖尿病足溃疡和非洲糖尿病足溃疡分别为5.5%、5.1%和7.2%。《中国2型糖尿病防治指南2020年版》中指出：在我国糖尿病的患病率大约为11.2%（糖尿病患者数量超过1亿）；我国糖尿病足的终身发病率约为30%（患病后，约30%的糖尿病患者可能出现糖尿病足）。糖尿病足逐渐进展，会导致整个足部坏疽，进而发展至需要截肢。糖尿病足溃疡患者的生存率很低，3年内累积死亡率可达到28%，而截肢患者则接近50%。

糖尿病足是糖尿病患者致残致死的重要原因之一，如果没有得到及时治疗，会引起沉重的社会负担和公共卫生问题。据统计，在发达国家，糖尿病足占用了12%～15%的糖尿病相关医疗卫生资源（美国的糖尿病医疗费用中三分之一来自糖尿病足患者）。在发展中国家，这个比例达到40%。《糖尿病足病医学营养治疗指南2019年版》指出，应进行多学科联合治疗，倡导由临床营养师、糖尿病专家、骨科医师、血管外科医师等组成学科交叉的糖尿病足病治疗中心。生活方式的干预作为糖尿病及其足病治疗的主要手段之一，应作为其他治疗的基础，并贯彻治疗过程全程。营养治疗是生活方式干预的重要组成部分，也是预防和治疗糖尿病足的重要手段，在糖尿病足的治疗中具有重要作用。

二、糖尿病足的临床特点

（一）分类

1.按照溃疡的病因分类

（1）神经性溃疡

患者足背动脉搏动良好、皮温正常，但患者通常有患足麻木、感觉异常。部

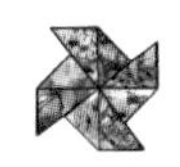

分病情严重者会发展为神经性关节病（Charcot 关节病）。

（2）缺血性溃疡

此类溃疡以缺血性改变为主，足背动脉搏动减弱或消失，足部皮温减低，表现为下肢发凉感、间歇性跛行、静息痛，无周围神经病变，较少见，排除周围神经病变后方可诊断。

（3）神经-缺血性溃疡

兼具周围血管病变及周围神经病变，糖尿病足患者以此类居多。

2.按照坏疽的性质分类

（1）湿性坏疽

湿性坏疽发病率较高，局部出现红、肿、热、痛和功能障碍等，严重者常伴有毒血症或败血症等临床表现。

（2）干性坏疽

局部组织出现坏疽，呈现干性，一般不伴有感染。

（3）混合性坏疽

混合性坏疽较干性坏疽稍多见，占糖尿病足坏疽的15.2%，而病变经常合并感染。

（二）分级

1. Wagner 分级法

该分级法于1976由 Meggitt 提出，经Wagner推广，是目前临床及科研中应用最为广泛的分级方法。包括：

0级：有发生足溃疡的危险因素，但目前无溃疡；

1级：足部表浅溃疡，无感染征象，突出表现为神经性溃疡；

2级：较深溃疡，常合并软组织感染，无骨髓炎或深部脓肿；

3级：深部溃疡，有脓肿或骨髓炎；

4级：局限性坏疽（趾、足跟或前足背坏疽），其特征为缺血性坏疽，通常合并神经病变；

5级：全足坏疽。

2. Texas 分级法

该分级法是由美国 Texas San Antonio 大学 Lavery 等提出的。该方法从溃疡严重程度和病因两个方面进行评估，相比于 Wagner 分级，在评价创面的严重性和预测肢体预后上更优。包括：

0级：足部溃疡史；

1级：表浅溃疡；

2级：溃疡累及肌腱；

3 级：溃疡累及骨和关节。

A 期：无感染和缺血；

B 期：合并感染；

C 期：合并缺血；

D 期：感染和缺血并存。

三、糖尿病足的营养治疗

目前在我国糖尿病足的综合治疗中，由于临床营养师的缺少以及部分营养物质的匮乏，相当比例的患者没有得到恰当的营养治疗，从而最终影响患者的预后。这一问题在西北经济欠发达的地区更为严峻。

（一）糖尿病足与营养的关系

糖尿病足是糖尿病最危重、医疗费用最高的晚期并发症之一。研究表明，60%以上糖尿病足患者存在营养不良或是营养失调，而糖尿病足的发生、发展与营养状态也密切相关。事实上，糖尿病足患者在疾病发生、发展过程中，由于机体分解代谢增强，引起蛋白质组分流失、肌肉减少、体重降低和脂肪含量增加。营养不良将会导致糖尿病足患者的机体免疫功能降低、感染机会增加、创面难以愈合、生活质量下降等问题，增加了糖尿病足患者的住院时间、住院费用、截肢率和病死率等。积极合理的营养治疗是预防和治疗糖尿病足的高效治疗方式。

（二）糖尿病足患者的营养评估

营养评估主要依赖于营养评估表的科学性以及实施性。目前，评估糖尿病足患者的营养状况，没有统一、规范的评估量表。综合国外与国内相关研究工作，对糖尿病足患者的营养评估，主要有以下三种：患者主观整体评估、微营养评估和营养风险指数评估。患者主观整体评估可作为预测糖尿病足患者预后的独立危险因素，微营养评估可有效提示糖尿病足患者在治疗过程中截肢事件的发生率，而营养风险指数评估在预测糖尿病足截肢患者死亡率方面有一定程度的应用。对糖尿病足患者进行科学营养评估，并根据评估结果进行有效干预，具有非常重要的临床实践意义。

（三）糖尿病足的营养治疗目标

医学营养疗法是一种有效且可负担的治疗措施，是糖尿病及其并发症的基本治疗方法之一，它的治疗效果和药物治疗效果相似，也有报告称其效果可能比药物治疗效果更好。结合2023年美国糖尿病学会糖尿病医学管理标准、2015年中国2型糖尿病合并肥胖综合管理专家共识及中国糖尿病医学营养治疗指南、2017年中国2型糖尿病防治指南，糖尿病足的营养治疗目标主要有以下4点：

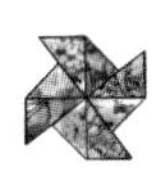

1.体重

糖尿病足营养治疗的第一个目标是体重的合理控制，体重指数标准为24 g/m^2。若患者体重超过该标准，则需制订中度减轻体重计划，减轻目标为3%～5%。对于大多数超重患者，体重减轻5%有助于控制血糖、血脂和血压，减轻7%效果更为明显。对于体重指数低于24 kg/m^{2}的患者，最好长期维持目标体重。

2.糖化血红蛋白

糖尿病足患者的糖化血红蛋白应控制在7%以下。对高于7%的患者，需要严格遵循临床营养师提供的个体化医学营养治疗方案，在短期内使糖化血红蛋白下降0.3%～2%。

3.血压

国外与国内各指南给出的糖尿病足患者正常血压小于130/80 mmHg。参考美国国立卫生研究院公布的收缩压干预研究，建议在控制血压小于130/80 mmHg的基础上进一步强化降压治疗，降压至120/80 mmHg。进一步控制血压可显著降低患者的心血管事件发生率和死亡风险，可为患者带来更大益处。

4.血脂

低密度脂蛋白胆固醇控制目标视患者是否合并冠状动脉粥样硬化性心脏病（简称冠心病）而定，未合并冠心病时目标为<2.6 mmol/L（约100 mg/dL），合并冠心病时控制目标为<1.8 mmol/L（约70 mg/dL）。高密度脂蛋白胆固醇控制目标根据性别有所不同，男性患者控制目标为>1.0 mmol/L（约40 mg/dL），女性患者控制目标为>1.3 mmol/L（约50 mg/dL）。甘油三酯控制目标为<1.7 mmol/L（约150 mg/dL）。

（四）糖尿病足患者的膳食方式

好的膳食方式有助于患者体重控制及改善血糖，但需在临床营养师的专业指导或糖尿病自我管理教育后的自我监督下进行，同时监测肝功能、肾功能等变化。地中海饮食方式强调食物来源以植物为主，可食用海洋水产，少量食用奶制品，以橄榄油作为主要脂肪来源，尽量减少红肉摄入，几乎不食用糖和蜂蜜；素/纯素饮食方式强调不可食用肉类，其中，素食者可食用包含蛋及奶制品等动物性来源产品，但纯素食者不可食用。低脂饮食方式强调食用蔬菜、水果、淀粉类食物，可食用优质蛋白来源蛋白质和低脂奶制品。总脂肪摄入小于30%总能量，其中饱和脂肪酸摄入小于10%，极低脂饮食指在低脂饮食基础上，强调食用富含膳食纤维的蔬菜、水果、全麦食物和豆类等，相对摄取高碳水化合物占总能量的70%～77%。需要减少烹调油，并选用脱脂奶制品、鱼类及蛋白等代替红肉。低碳饮食强调食用低碳水化合物蔬菜，并由动物产品、食用油、黄油及牛油果提供脂肪，由肉类、家禽类、鱼类、蛋、奶酪等提供蛋白质，避免食用富含淀粉或糖类食物。目前普遍认为低碳水化合物饮食指碳水化合物摄入占总能量的26%～45%的饮食方式。极低碳饮食方式相比于低碳饮食对含碳水化合物食物的限制更为严苛，脂肪成为总能量的主要部分，超过50%，强调食用蔬菜、水果及低脂奶制品，限制碳水化合物摄入，其在总热量中的总热量摄入的占比<26%。

（五）糖尿病足患者营养物质的具体需求

糖尿病足患者的营养物质具体需求，既要满足达到或维持理想体重的要求，又要符合不同情况下的营养需要。

1.糖尿病足患者所需宏观营养素

（1）碳水化合物

碳水化合物的摄入量对血糖的变化有显著影响，精确或经验计量摄入碳水化合物（主要来源于米、面等主食），是控制血糖达标的重要手段。有研究证实，对于合并创面患者，摄入适量的碳水化合物能够有效地促进纤维母细胞合成，并在白细胞抗炎过程中发挥重要作用。因此，碳水化合物的摄入中应该尽可能选择高质量碳水化合物，即高营养密度，富含膳食纤维、矿物质、维生素，少/无添加糖、盐及脂肪的碳水化合物。不能单纯降低谷类主食量，以避免低血糖或酮症的发生。同时需要注意，在高质量碳水化合物范围内选择升糖指数（glycemic index，GI）较低的品类。

（2）蛋白质

需要注意的是，糖尿病足患者往往合并不同程度的肾脏损伤，现有的证据表明，限制蛋白质摄入并不能够延缓肾小球滤过率下降。相反，低蛋白摄入不利于足部创面愈合，因此，对于糖尿病足患者，不推荐限制蛋白质摄入。糖尿病足患者，尤其是患有持续难以愈合的足部溃疡患者，应在不减少蛋白质摄入的基础上，调整蛋白质供应比例，充分重视优质蛋白质供应，并特异性补充谷氨酸和精氨酸，有利于创面的恢复。优质蛋白质的主要来源主要有畜禽肉、鱼虾、蛋、奶、大豆及其制品等。有低血糖风险因素患者，其饮食应有适当比例的碳水化合物，不推荐选择各种形式的高蛋白质饮食方式。

（3）脂肪

根据患者的具体情况设定每日脂肪摄入量，相比于摄入的数量，摄入脂肪的质量更加重要。结合中国营养学会的相关推荐，长链饱和脂肪酸、单不饱和脂肪酸、多不饱和脂肪酸的摄入最佳比例为1:1:1。糖尿病足患者可以考虑短期内特异性补充ω-3脂肪酸，有助于创面愈合及感染控制。优质脂肪主要来源于亚麻籽油、橄榄油、茶籽油、坚果等。需要注意，在糖尿病足营养治疗中，无额外添加中链脂肪酸必要性，同时需要避免摄入反式脂肪酸。

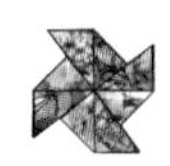

2. 糖尿病足患者所需微量营养素

糖尿病患者各种微量营养素摄入量应该与健康群体保持一致。但对于糖尿病足患者，有较多临床研究提示特异性补充微量营养素，可显著促进足部创面愈合。需要补充的微量营养素主要包括：

（1）维生素A

糖尿病足创面的愈合过程主要分为血小板聚集、白细胞参与抗感染、纤维母细胞迁移/增殖和肌纤维细胞重塑等4个阶段，维生素A的重要作用体现在创面愈合全过程。有条件的患者，可以在短期内特异性补充维生素A 10 000～25 000 IU/d。维生素A的优质来源是各种动物肝脏、鱼肝油、鱼卵、全奶、奶油、禽蛋等。除膳食来源之外，维生素A补充剂也可以使用，但需要在医生指导下进行补充，以防用量过大而引起中毒。

（2）复合维生素B

复合维生素B在白细胞形成的酶反应和创面愈合的合成代谢过程中是必不可少的，其缺乏将直接影响创面愈合，增加感染相关并发症的风险。可以补充复合维生素B，使糖尿病足患者受益。

（3）维生素C

维生素C参与免疫细胞形成巨噬细胞过程，可与胶原纤维间形成额外胶链，以增加胶原蛋白的强度和稳定性。单纯创面患者的维生素C补充推荐量为0.5 g/d，复杂创面患者的推荐量为2 g/d。补充维生素C可多食用新鲜蔬菜和水果，一般来说，叶菜类维生素C含量比根茎类多，酸味水果维生素C含量比无酸味水果多。富含维生素C的蔬菜主要包括油菜、菜花、卷心菜、西红柿、辣椒、苋菜、芥菜、苜蓿等；富含维生素C的水果主要包括樱桃、柑橘、柚子、刺梨、草莓、柠檬、猕猴桃、石榴、酸枣、沙棘等。

（4）维生素D

对于静脉性下肢溃疡、维生素D缺乏患者特异性补充维生素D，可使创面面积明显缩小。但目前并无明显证据说明补充维生素D可以使得糖尿病足患者受益。富含维生素D的食物极少，建议服用维生素D制剂进行补充（医生指导下）。

（5）锌

皮肤中的锌含量在人体组织结构中居第3位，缺乏锌将导致皮肤组织结构的改变和破坏，从而引起皮肤屏障功能减退，形成创面和溃疡等。锌来源极为广泛，贝壳类海产品（如蛏干、牡蛎、扇贝等）、红色肉类及动物内脏、蛋类、豆类、燕麦等均为膳食锌的来源。

（6）铁

铁剂补充对糖尿病足患者益处良多，主要表现为：铁通过参与脯氨酸及赖氨酸的羟基化过程，促进胶原蛋白合成；铁剂补充可以治疗糖尿病足患者由于营养不良、创面渗血等多种原因而引起的贫血；铁可以和糖蛋白结合，产生乳铁蛋白，经腺上皮细胞分泌后，有利于在创面感染阶段，抑制机体对新鲜肉芽组织的过分免疫应答，促进胶原蛋白合成。建议糖尿病足患者制定个体化补充方案，可以通过口服或/和静脉补充铁剂。膳食中肉类食品含有丰富且易吸收的血红素铁，如动物血、肝脏、牛肾、猪肾、羊肾、瘦肉、鸡胗、蛋黄等。

综上所述，营养治疗是预防和治疗糖尿病足的重要手段，应贯穿糖尿病足患者疾病管理始终，合理的饮食习惯和适当的营养补充对于糖尿病足患者具有重要的意义。

食谱举例：

早餐：无糖豆浆（300 mL）

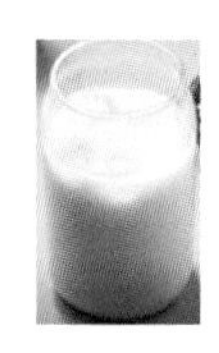

全麦馒头（全麦面粉50 g）

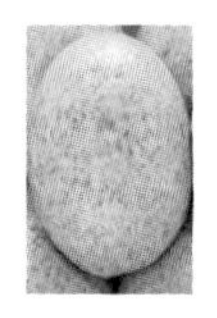

鸡蛋羹（鸡蛋50 g）

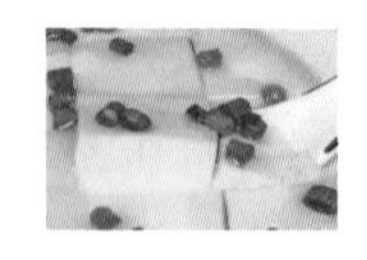

炝拌三丝（胡萝卜50 g，黄瓜60 g，豆腐皮40 g）

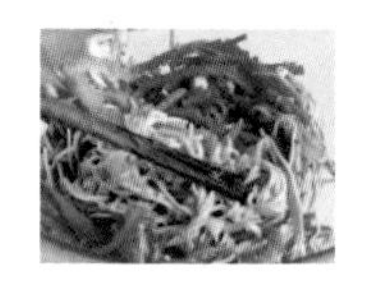

中餐：杂粮饭（糙米30 g，大米50 g）

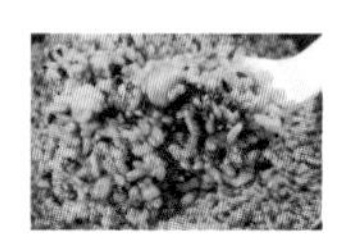

煮玉米（玉米150 g）

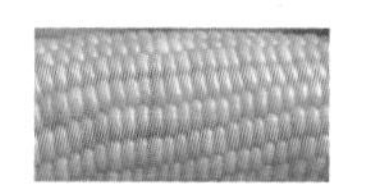

清蒸鲈鱼（鲈鱼100 g）

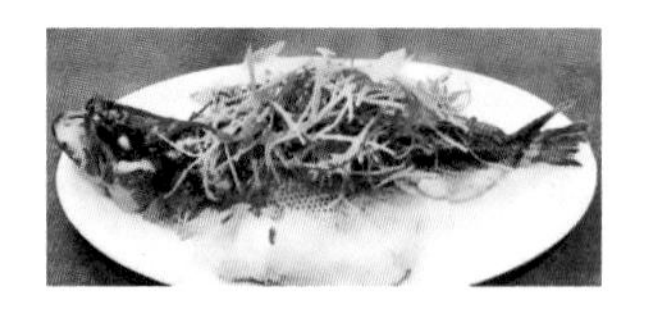

鸡蛋炒韭菜（鸡蛋30 g、韭菜80 g）

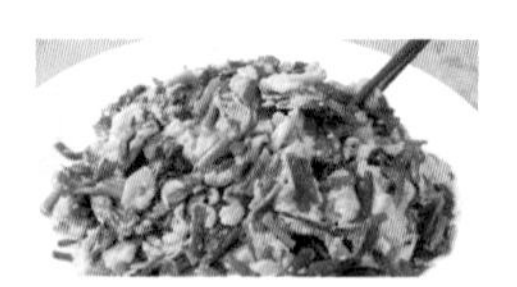

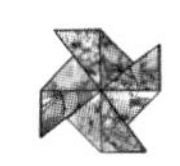

青菜豆腐汤（南豆腐50 g，油菜100 g）

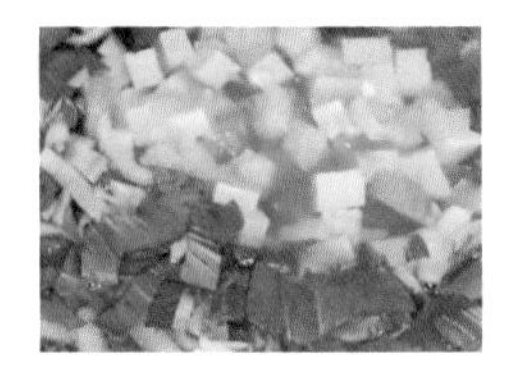

加餐 柚子（150 g）

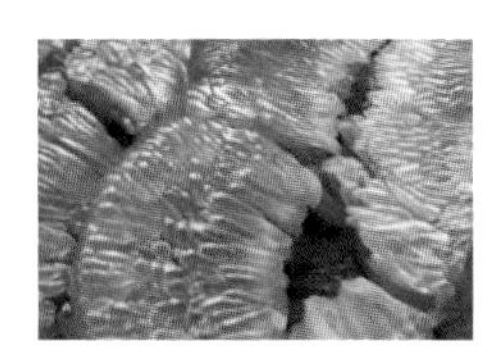

脱脂牛奶（200 ml）

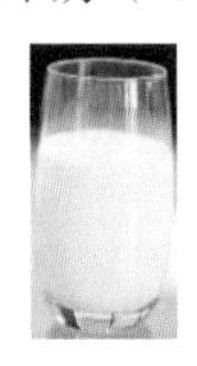

晚餐：小米稀饭（小米15 g，枸杞子*2 g）

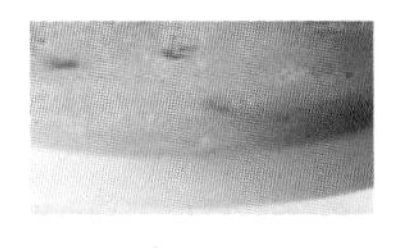

蒸红薯（红薯60 g）

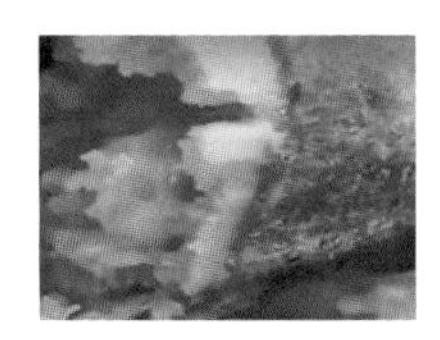

牛肉炒蒜苔（瘦牛肉50 g，蒜苔100 g）

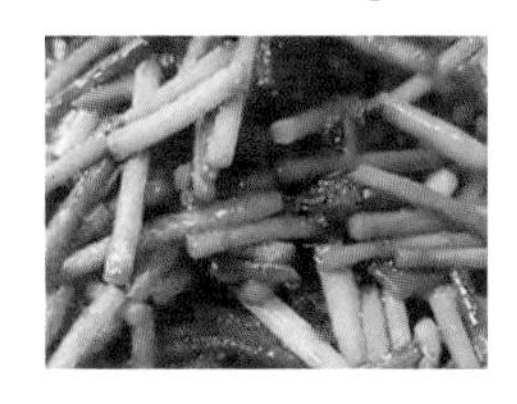

豆芽拌面筋（黄豆芽100 g，水面筋50 g）

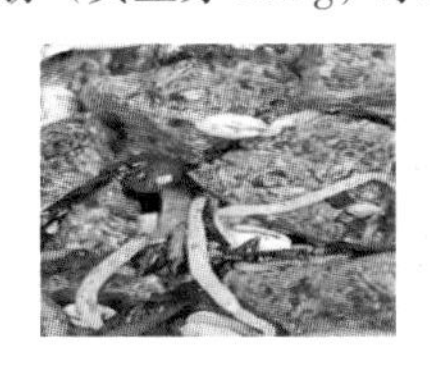

芹菜叶菜疙瘩（芹菜叶100 g，面粉30 g）

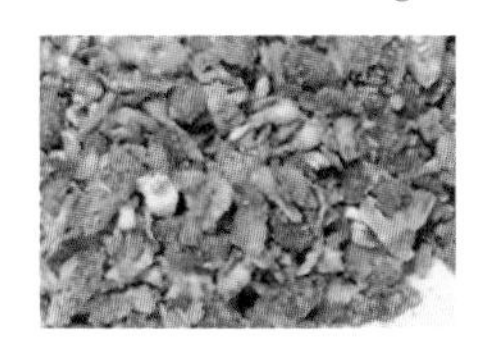

（季晓）

参考文献：

［1］FOX C S, Golden S H, Anderson C, et al. Update on Prevention of Cardiovascular Disease in Adults with Type 2 Diabetes Mellitus in Light of Recent Evidence: A Scientific Statement from the American Heart Association and the American Diabetes Association[J]. Circulation, 2015,132:691-718.

［2］NEWMAN J D, SCHWARTZBARD A Z, WEINTRAUB H S, et al. Primary Prevention of Cardiovascular Disease in Diabetes Mellitus [J]. J Am Coll Cardiol, 2017, 70:883-893.

［3］NJØLSTADI A E, LUND - LARSEN P G. Smoking, serum lipids, bloodpressure, and sex differences in myocardial infarction. A 12-year follow-up of the Finnmark Study[J]. Circulation, 1996, 93:450-456.

[4] JEE S H, SUH I, KIM I S, et al. Smoking and atherosclerotic cardiovascular disease in men with low levels 7of serum cholesterol: the Korea Medical Insurance Corporation Study[J]. JAMA, 1999, 282:2149-2145.

[5] PRESCOTT E, HIPPE M, SCHNOHR P, et al. Smoking and risk of myocardial infarction in women and men: longitudinal population study[J]. BMJ, 1998, 316:1043-1047.

[6] AL-DELAIMY W K, MANSON J E, SOLOMON C G, et al. Smoking and risk of coronary heart disease among women with type 2 diabetes mellitus [J]. Arch Intern Med, 2002, 162:273-279.

[7] CLAIR C, RIGOTTI N A, MEIGS J B. Smoking cessation, weight change, and risk of cardiovascular disease[J]. JAMA, 2013, 310: 323.

[8] ESTRUCH R, ROS E, SALAS - SALVADÓ J, et al. Primary prevention of cardiovascular disease with a Mediterranean diet[J]. N Engl J Med, 2013, 368: 1279-1290.

[9] ESPOSITO K, MAIORINO M I, BELLASTELLA G, et al. A journey into a Mediterranean diet and type 2 diabetes: a systematic review with meta - analyses[J]. BMJ Open, 2015, 5: e008222.

[10] SACKS F M, CAREY V J, ANDERSON C A, et al. Effects of high vs low glycemic index of dietary carbohydrate on cardiovascular disease risk factors and insulin sensitivity: the OmniCarb randomized clinical trial[J]. JAMA, 2014, 312:2531-2541.

[11]中华医学会糖尿病学分会. 中国2型糖尿病防治指南2020年版[J]. 中华糖尿病杂志,2021,13(4): 317-411.

[12]中国营养学会中国居民膳食指南科学报告工作组. 中国居民膳食指南科学研究报告2021年简本[J]. 营养学报,2021,43(2):102.

[13] LI Y Z, TENG D, SHI XG, et al. Prevalence of diabetes recorded in mainland China using 2018 diagnostic criteria from the American Diabetes Association: national cross sectional study[J]. BMJ, 2020, 369: m997.

[14]中国医师协会临床营养培训项目办公室. 心脑血管疾病的营养治疗方案[J]. 中国社区医师,2012,28(32):17.

[15]中国心血管病风险评估和管理指南编写联合委员会. 中国心血管病风险评估和管理指南[J]. 中国循环杂志,2019,34(1):4-28.

[16]中国超重/肥胖医学营养治疗专家共识编写委员会. 中国超重/肥胖医学营养治疗专家共识2016年版[J]. 中华糖尿病杂志,2016,8(9):525-540.

[17] EVERT A B, DENNISON M, GARDNER C D, et al. Nutrition Therapy for

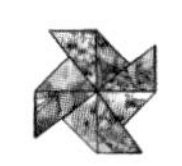

Adults with Diabetes or Prediabetes: A Consensus Report[J]. Diabetes Care, 2019, 42(5): 731-754.

[18]TOSH S M, BORDENAVE N. Emerging science on benefits of whole grain oat and barley and their soluble dietary fibers for heart health, glycemic response, and gut microbiota[J]. Nutrition Reviews, 2020, 78(Suppl 1): 13-20.

[19]JAYEDI A, SOLTANI S, ABDOLSHAHI A, et al. Fish consumption and the risk of cardiovascular disease and mortality in patients with type 2 diabetes: a dose-response meta-analysis of prospective cohort studies[J]. Crit Rev Food Sci Nutr, 2021, 61(10): 1640-1650.

[20]BUDHATHOKI S, SAWADA N, IWASAKI M, et al. Association of Animal and Plant Protein Intake with All-Cause and Cause-Specific Mortality in a Japanese Cohort[J]. JAMA Internal Medicine, 2019, 179(11): 1509-18.

[21]ZURBAU A, AU-YEUNG F, BLANCO S, et al. Relation of Different Fruit and Vegetable Sources with Incident Cardiovascular Outcomes: A Systematic Review and Meta-Analysis of Prospective Cohort Studies[J]. Am Heart Assoc, 2020, 9(19): e017728.

[22]康军仁,李海龙,陈伟.糖尿病医学营养治疗:透析前糖尿病肾病[J].中国医刊,2015(3):5-6.

[23] EVERT A B, BOUCHER J L, CYPRESS M, et al. Nutrition therapy recommendations for the management of adults with diabetes[J]. Diabetes Care, 2013, 36(11):3821-3842.

[24]姜世敏,方锦颖,李文歌.糖尿病肾病多学科诊治与管理专家共识[J].中国临床医生杂志,2020(5):522-527.

[25]Busui R, Boulton A J, Feldman E L, et al. Diabetic neuropathy: a position statement by the American Diabetes Association[J]. Diabetes Care, 2017, 40(1): 136-154.

[26]王国凤,徐宁,杨涛.中老年2型糖尿病患者血尿酸水平与糖尿病周围神经病变的相关性研究[J].中国糖尿病杂志,2015,32(7):608-611.

[27]American Diabetes Association. Facilitating behavior change and well-being to improve health outcomes: standards of medical care in diabetes-2020[J]. Diabetes Care, 2020, 43(1): S48-S65.

[28]American Diabetes Association. Obesity management for the treatment of type 2 diabetes: standards of medical care in diabetes-2020 [J]. Diabetes Care, 2020, 43(1):S89-S97.

[29]车媛,张一平,靳思思.焦作地区空巢老年2型糖尿病患者饮食管理与周围神经病变调查分析[J].内科,2018,13(7):337-340.

[30]ROBERT G,SMITH P.眼科病与维生素[M].郭舫,黄邦福,译.北京:华龄出版社,2019.

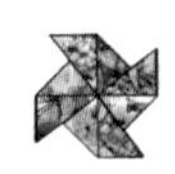

第四章　糖尿病合并其他疾病的营养治疗

第一节　糖尿病合并甲状腺功能亢进的营养治疗

一、概况

1927年，Coller等人初步研究了甲状腺功能亢进症（简称甲亢）与糖尿病的关系，提示前者可加重后者病情，切除甲亢患者的部分甲状腺后，血糖可以得到一定改善。对于临床医生，糖尿病和甲状腺功能亢进症两种疾病都属于常见的内分泌与代谢性疾病，二者之间存在互相影响的关系。首先，甲状腺激素对碳水化合物代谢及胰岛β细胞功能均有一定的调节作用；其次，葡萄糖的异常代谢对甲状腺的功能可有一定的影响，血糖异常升高甚至对甲状腺激素的分泌、合成、释放、清除等各个环节均产生一定的影响，严重者可引起甲状腺功能紊乱。Song等人进行了一项旨在评估甲状腺功能亢进症患者发生糖尿病风险的研究，对4593名甲亢患者随访16年，3.7%的甲亢患者被诊断为糖尿病。另有研究发现，相比于未患糖尿病人群，罹患糖尿病人群的甲状腺疾病发病率升高，甲状腺功能紊乱患者发生糖尿病的风险相对较高，一般多发于甲状腺功能紊乱后的半年到1年期间。糖尿病与甲状腺疾病并存会导致内皮细胞损伤，其功能障碍程度对患者的大血管和微血管病并发症的进程均有重大影响。对于甲亢合并存在糖尿病者比无糖尿病的抗甲状腺药物剂量需要量大，病情难以在短时间内控制，且维持治疗时间较长，一般可长1～2倍。另外，这些患者容易出现体重下降、完全治愈率低且复发率高等特点。因此，需要重视二者并存的诊治，对其合理、规范的营养治疗是非常必要的。

二、临床特点

（一）糖尿病合并甲状腺功能亢进的发病机制

1.增加小肠黏膜对葡萄糖的吸收

甲亢患者呈高代谢状态，1 mg甲状腺激素理论上可增加4000 kJ产热，因此甲状腺功能亢进症患者的基础代谢率一般可增长35%左右。甲亢患者肠道蠕动快，一般会有食欲亢进、易饥饿等临床特点。1939年，Althansen等研究显示甲状腺功能亢进鼠的肠道对葡萄糖、半乳糖和木糖等糖分的吸收均增加，且甲状腺功能亢进症患者的肠道蠕动速度加快，并对葡萄糖的吸收增加。同时，甲状腺功能亢进时血糖升高，其原因为肠道己糖激酶和磷酸激酶活性增加，使肠道葡萄糖吸收增加。

2.增加肝糖原的输出

甲状腺激素对维持人体的正常代谢有着不可替代的作用，一般情况下，甲状腺激素既可产生升血糖效应，又可降血糖，甲状腺激素在一定程度上可拮抗一部分胰岛素的作用，甲状腺功能亢进的患者可分泌大量的甲状腺激素，超过生理剂量的甲状腺激素则具有明显拮抗胰岛素的作用，使得肝糖原分解加强，葡萄糖输出增加。另外，由于氧化分解作用增强，通常甲亢患者空腹血糖尚在正常范围，仅表现为餐后血糖的数值升高，糖耐量异常又一定程度加重了糖尿病，甲亢的有效控制有助于患者血糖恢复正常。另外，甲状腺功能亢进状态会增加肝脏对胰高血糖素的反应性，若后者过高，则会引起肝糖输出增多，并引起骨骼肌和肝脏之间葡萄糖降解产物的无效循环增加，减少肝脏和骨骼肌中的糖原储存。此外，甲状腺激素通过增加葡萄糖转运蛋白2型基因的肝脏表达来增加肝糖原的产生，并通过增加糖异生和糖原分解过程来刺激内源性葡萄糖的产生，从而降低肝脏对胰岛素的敏感性。最后，甲状腺功能亢进会刺激脂肪分解，导致游离脂肪酸水平升高，从而刺激肝糖异生。

3.增加胰岛素抵抗

临床常见甲亢患者合并胰岛素抵抗，其中67%存在糖耐量异常，Jenkins等研究证实了这一点。理论上，甲亢患者可能会有一定程度的胰岛素抵抗及外周脂肪组织抵抗，后者对机体葡萄糖吸收的贡献不到5%，但对血糖的稳态却发挥着极其重要的调控作用。当外周脂肪组织抵抗发生时，可出现空腹脂解异常，但是餐后脂解快速恢复至正常水平，减少进食后游离脂肪酸的释放，控制肝糖原的异生，同时有利于肌糖原的合成。甲状腺功能亢进时，出现基础状态高胰岛素血症，可增加胰岛β细胞对葡萄糖的敏感性，同时提高C肽的清除率。Gasinska等研究观察，甲状腺功能亢进症患者的游离脂肪酸水平与糖耐量异常呈负相关，游离脂肪酸对外周组织对葡萄糖的利用有抑制作用。另外，儿茶酚胺作为胰岛素的拮抗激素，对血糖有升高效应，而甲状腺激素会进一步加强儿茶酚胺的作用，从而导致胰岛素分泌受到抑制。甲状腺功能亢进症还可能影响脂肪因子和脂肪组织，使患者更易出现酮症。

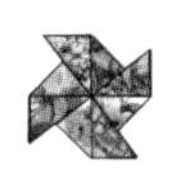

4.减少活性胰岛素的分泌

胰岛β细胞早期功能损伤时可出现胰岛素原水平升高。Beth等研究认为，甲亢患者的空腹血糖及餐后血糖均有可能升高，提示甲亢患者胰岛β细胞合并存在双重问题：基础胰岛素分泌相对不足及进食前后胰岛素原分泌相对增加。在胰腺β细胞水平表现为，甲状腺激素的作用转化为对胰高血糖素分泌的刺激，使得血糖更难以控制。另一方面，甲亢时可出现钠-钾-ATP酶功能损伤，导致钾离子向细胞内移，引起低钾血症，低钾血症可增加胰岛素抵抗，其机制现在尚未完全明确，多数观点考虑为低钾所引起的细胞内外浓度梯度异常，造成胰岛β细胞变性，导致胰岛素分泌不足，血糖升高。

5.改变肾脏胰岛素清除率

糖尿病本身可引起糖尿病肾脏病变并发症，甲亢时，血循环中甲状腺激素水平增高可导致肾脏的一系列变化，主要有肾血管扩张，肾血浆流量、肾小球滤过率、肾小管回吸收率与排泌能力均增加。首先，甲亢时存在典型的高血流动力学循环，影响肾脏肾小球滤过率及排泌能力。另外，由于肾髓质血流量增加，髓质内溶质浓度降低使渗透压降低，可引起肾小管浓缩功能受损。长期甲亢引起骨质分解增加，可发生血钙及尿钙升高而致肾功能不全，少数患者可能合并肾小管酸中毒。

6.自身免疫缺陷和遗传易感性

甲状腺功能亢进症的发病机制主要考虑与自身免疫紊乱相关，同时自身免疫也与1型糖尿病密切相关，在此基础上，有可能甲亢和糖尿病存在一定程度共同的自身免疫性基础。当自身免疫平衡被破坏，合并遗传缺陷和易感性等原因，则可能导致自身免疫性疾病的重叠现象，再有饮食、环境、情绪等多重影响因素的协同作用，可能出现二者的同时发病。见图4-1。

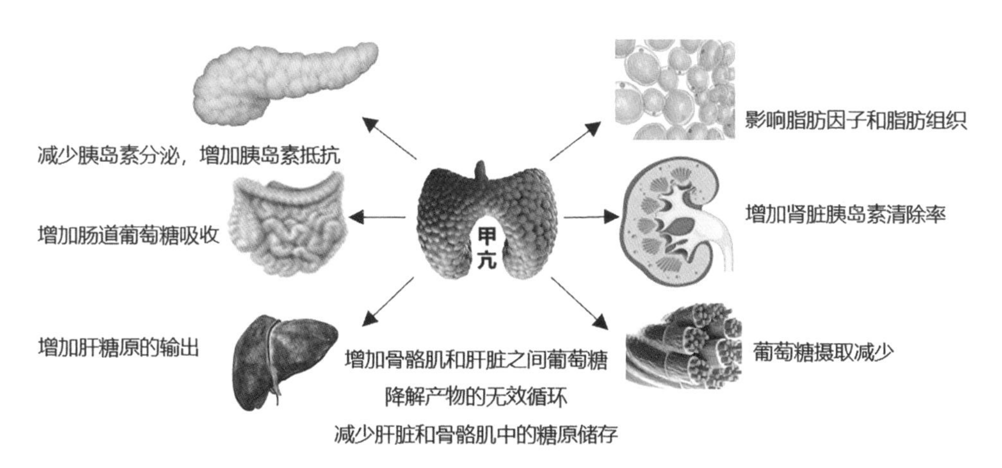

图4-1　甲状腺激素对葡萄糖稳态的影响

（二）糖尿病合并甲状腺功能亢进症的临床表现

1.胰岛素抵抗，具体机制见上文二（一）3。

2.血糖波动大，难以有效控制。

3.部分患者空腹血糖正常，餐后血糖升高。具体机制见上文二（一）4。

4.消瘦。

5.糖尿病酮症酸中毒倾向明显。多与甲亢患者脂肪利用相关。

三、糖尿病合并甲状腺功能亢进症的营养治疗

甲亢合并糖尿病的药物治疗有其特殊性，二甲双胍可能与TSH降低有一定关联。噻唑烷二酮类药物（thiazolidinedione，TZD）为一种PPAR-γ激动剂，在眼眶软组织表达，不建议患者合并甲状腺相关眼病时使用。此外，甲状腺功能亢进症与糖尿病均为消耗性疾病，二者的一个共同特征是由活性氧和氮物质的产生增加引起的线粒体效率改变。甲状腺激素可促进食物在肠道的消化和吸收，同时加快肝糖原的分解，所以患者一般空腹血糖正常，餐后血糖可能升高，合并存在糖尿病时可导致血糖更加难以控制，对糖尿病合并存在甲状腺功能亢进症患者进行饮食管理和干预，能够减轻糖尿病病情，增加患者对外源性能量的利用，减少脂肪向酮体的转换，从而降低患者出现糖尿病酮症酸中毒等急性并发症的概率。因此，对糖尿病合并甲状腺功能亢进症患者进行饮食管理在临床治疗过程中起着重要的作用。

《中国2型糖尿病防治指南2020年版》提出：为达到或维持患者的理想体重，同时要满足不同状态下的营养需求，糖尿病前期及确诊糖尿病患者均应制订个体化能量平衡计划，根据身高、体重及劳动强度等指标设计个体化饮食方案，并给予生活方式指导和干预。糖尿病合并甲状腺功能亢进症患者因其特殊性在饮食方面需注意，见图4-2。

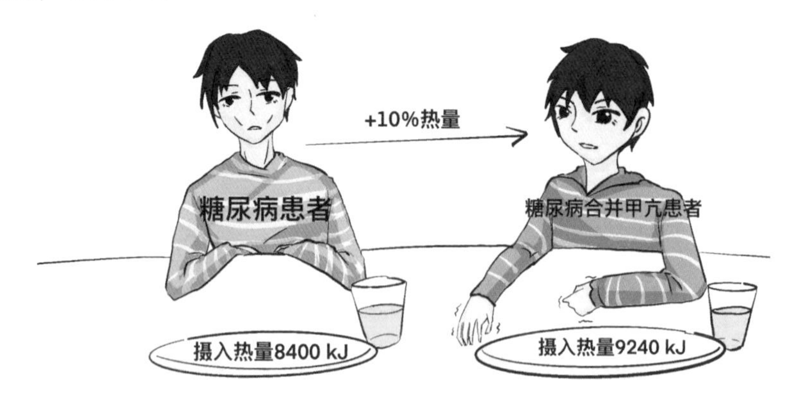

图4-2　糖尿病合并甲亢患者的饮食

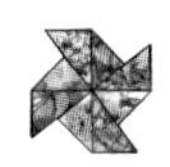

（一）合理控制总量

计算糖尿病合并甲亢患者总热量的摄入量依据为能维持标准体重±5%，一般比单纯糖尿病单病种患者的总热量增加约10%。但是不同个体因身高、体重等因素有一定的差异，比如肥胖患者，其脂肪细胞通常会增多增大，可在一定程度上降低胰岛素敏感性，不利于血糖控制，需加强控制体重，减少热量摄入，而消瘦患者则需要增加热量摄入来维持机体的生理需求。

（二）适量碳水化合物

碳水化合物适量控制，不宜过少，需要合理搭配饮食种类，同时注意热量分配，尽量做到食物多元化，营养丰富化。值得关注的是，饮食安排可种类丰富，在合理控制总热量的总原则下，适量增加碳水化合物的摄入，可能提高胰岛素的敏感性，对控制血糖有利。

甲状腺功能亢进对糖尿病患者碳水化合物的代谢有一定的影响，糖尿病血糖升高会使得慢性并发症持续性发展，对人体的不良影响多数不可逆但短时间并不威胁生命。但低血糖（一般血糖小于2.8 mmol/L）是非常危险的存在，不及时处理有可能危及生命，因此需提高警惕，如果患者在治疗期间中出现心慌、冷汗、乏力及饥饿感等症状，需及时监测血糖，若为低血糖发生，可适当进食少量碳水化合物，但仍需注意全天摄入的总热量大致平衡；发生在晚间的低血糖，有些患者可能自觉有症状，有些可能无明显低血糖症状，可抽查夜间血糖，如果确诊低血糖，轻度可少量进食碳水化合物，重度则需紧急医院就诊。

（三）充分摄入优质蛋白质

糖尿病合并甲状腺功能亢进患者基础代谢率增加，促进蛋白质分解，尤其表现在肌蛋白，可能会导致肌蛋白大量流失，而后会出现消瘦、肌无力等症状，如果蛋白丢失过多，则可能发生负氮平衡，重者可能影响患者的机体健康状态及免疫抵抗系统，因此，应保证充分的优质蛋白质供应。

（四）优先摄入植物油

肥胖患者应严格限制油脂的摄入，消瘦患者合理放宽摄入量。食物中含有的必需脂肪酸，是人体代谢的重要物质，植物油是其主要来源，因此，建议糖尿病合并甲亢患者的油脂摄入以植物油为主，尽量减少或避免油炸类等脂肪含量高的食物。预防和减少心脑血管疾病等各种并发症的发生。

（五）适当限制碘摄入

《甲状腺功能亢进症基层诊疗指南2019年版》提到：甲状腺功能亢进症患者，行尿碘检测，若体内含碘量偏高，则日常适当限碘，并戒烟。另外，因甲亢患者基础代谢率偏高，患者平时饮食注意加强营养，保证能量供给，比如糖、蛋白质和维生素等摄入均需有一定程度的增加。不建议喝浓茶、咖啡等饮料，大量出汗时亦需注意补充足够的水分和电解质。

妊娠状态碘营养治疗建议：甲亢合并妊娠也是临床常见的疾病，孕妊也是需特别关注的人群，2011年10月，美国甲状腺协会（American Thyroid Association，ATA）发表的《妊娠及产后甲状腺疾病诊断及治疗指南》建议此类患者每天至少应摄入250 μg碘，因为碘过量有导致胎儿甲减的风险，故每日摄入的碘总量不应超过500 μg。见图4-3。

所有孕妇及哺乳期女性每天应摄入碘250 μg
摄入碘总量不应超过500 μg

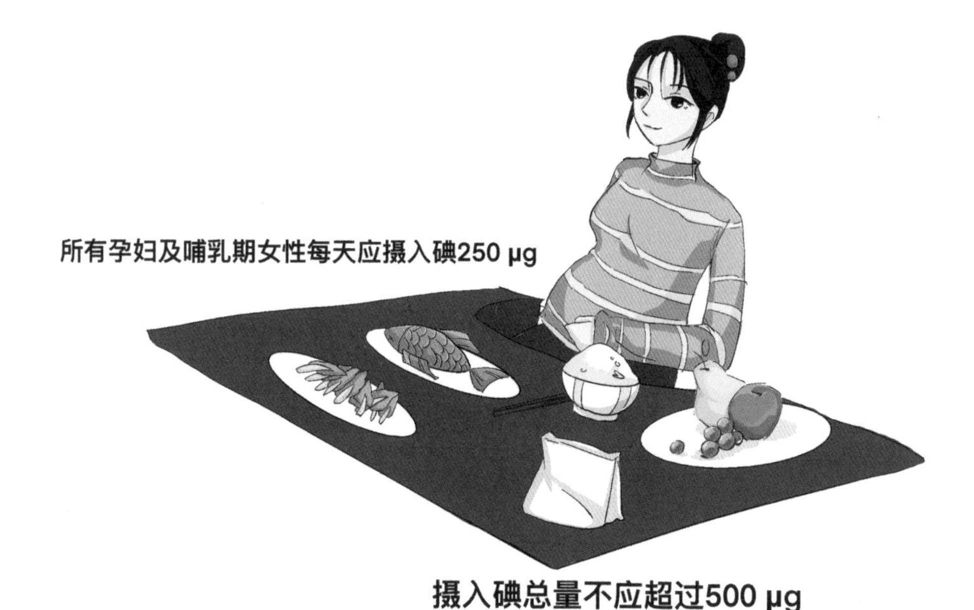

图4-3 糖尿病合并甲亢孕妇的饮食

（六）钙的摄入

糖尿病患者可能会出现肾脏并发症，早期影响为增加肾小球滤过率，故对钙、磷的重吸收减少，丢失过多，严重糖尿病肾病可能会引起活性D的缺乏，进而引起电解质和骨代谢紊乱，多项研究均提示其与骨质疏松相关，因此，需关注患者钙及活性D的摄入。

（七）维生素的摄入

糖尿病合并甲亢患者在严格控制饮食过程中可能会适量限制新鲜水果的摄入，有可能导致体内维生素相对不足，需关注维生素，尤其是B族维生素的摄入。

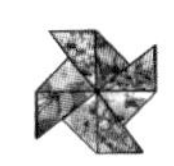

（八）老年甲亢合并糖尿病患者，要密切监测血糖，适当放宽相关指标，防止发生低血糖反应

糖尿病合并甲状腺功能亢进症的治疗是一个漫长且复杂的过程，药物治疗不可或缺，但营养治疗是其非常重要的一点，合理饮食、平衡营养，注意主食、副食适当搭配，建议每餐均有碳水化合物、蛋白质，全天主食按早、午、晚三餐1/5、2/5、2/5或1/3、1/3、1/3均分的比例分配。长期合理的营养补充，有利于患者病情控制，还有可能降低并发症的发生率，对机体的健康起着重要作用。

（井高静）

第二节　糖尿病合并甲状腺功能减退的营养治疗

一、概述

糖尿病（DM）与甲状腺功能异常都是常见的内分泌系统疾病，临床上二者常常相伴而行，亦可以相继发病，且并发患病率逐年升高。目前，国内外研究已证实，甲亢或亚临床甲亢与DM在发生、发展过程中相互影响。而近几年的研究发现，甲状腺功能减退（简称甲减）或亚临床甲减也可能与糖尿病的发生、进展以及并发症等不良结局有关。

甲状腺功能减退被认为是胰岛素抵抗的一个风险因子，甲状腺功能减退患者肠道葡萄糖吸收量减少，胰岛素分泌减少，伴有肾上腺功能减退，肝糖原、肌糖原分解减少，同时糖异生减少。此外，外周血流速度减慢也可能是甲状腺功能减退患者发生胰岛素抵抗的原因。亚临床甲状腺功能减退是糖尿病患者中较为常见的甲状腺功能紊乱类型。Maratou等的研究发现，亚临床甲状腺功能减退患者较甲状腺功能正常者，同样伴有胰岛素抵抗指数增加。然而，另外一些研究表明，在亚临床甲状腺功能减退的患者中，胰岛素敏感性是正常的。

在2型糖尿病（T_2DM）患者中，甲状腺功能紊乱发生率较高，尤以甲状腺功能减退最为明显。在2型糖尿病患者罹患甲状腺疾病的所有风险因子中，甲状腺疾病家族史、性别和糖尿病病史的长短影响最为突出。有研究表明，糖尿病患者中女性比男性发生甲状腺功能紊乱的概率高10～20倍。当然还有其他的一些风险因子，如年龄、体质指数、地域等。糖尿病患者罹患甲状腺功能减退的概率与年龄呈正相关，尤其是年龄＞20岁者。研究表明，在2型糖尿病的人群中，体质指数＞25 kg/m^2 的人患甲状腺功能减退的风险更高。不同种族、地域的人群，各类风险因子所占的比例和患病率也不一样。

（一）1型糖尿病与甲状腺功能减退

1型糖尿病（T_1DM）与甲状腺功能减退具有类似的发病机制，即自身免疫导致的特异性器官损害，故两者相伴存在的情况并不罕见。很多T_1DM患者在确诊时即存在甲状腺过氧化物抗体（TPO-Ab）和甲状腺球蛋白抗体（Tg-Ab）阳性，并且自身免疫性甲状腺疾病患者合并1型糖尿病或者胰岛素抗体（anti-insulin antibody，IAA）、胰岛细胞抗体（islet cell antibody，ICA）的糖尿病相关自身免疫指标异常也相当常见；基因组测序研究发现T_1DM与自身免疫性甲状腺疾病具有相同的遗传易感性，其中的主要基因包括HLA11、CTLA4、FOXP3以及PTPN22。

成年1型糖尿病（T_1DM）患者合并自身免疫性甲状腺疾病（autoimmune thyroid disease，AITD）的患病率在17%～30%范围内。其中女性、甲状腺过氧化酶抗体阳性、糖尿病患病时长是AITD发病的显著影响因素。儿童T_1DM群体的甲状腺功能减退患病风险约为25%，并且与血糖控制不良有直接关系。成年T_1DM女性的甲状腺功能减退的患病风险是一般人群的2倍，成年T_1DM男性的患病风险是一般人群的4倍。对于TPO-Ab阳性的T_1DM患者，其甲状腺功能减退的患病风险是TPO-Ab阴性患者的18倍。并且患病风险与糖尿病的持续时间有关，糖尿病的病程越长，患病风险越大。

（二）2型糖尿病与甲状腺功能减退

甲状腺功能减退可能是T_2DM发病的危险因素。甲减与T_2DM发病的关联可能与胰岛素抵抗有关，有研究表明，即使是正常范围内偏低的FT_4水平也可导致胰岛素抵抗，国内也有学者研究发现胰岛素抵抗指数（homeostatic model assessment of insulin resistance，HOMA-IR）与T_2DM患者的TSH水平呈正相关；此外，甲状腺疾病可引起细胞线粒体功能的异常，由此导致胰岛素分泌减少，甚至导致胰岛β细胞衰竭。T_2DM患者甲状腺功能异常的患病率高于一般人群，其中以亚临床甲状腺功能减退和临床型甲状腺功能减退最常见。在不同的流行病学研究中，甲状腺功能减退在成人T_2DM患者中的患病率为6%～20%不等。女性、老龄、TPO-Ab阳性、住院治疗与T_2DM患者甲状腺功能减退的患病风险有显著相关性。但在年龄大于65岁的T_2DM患者人群中，研究发现甲状腺功能减退的患病率男性高于女性（OR 4.82 vs 2.60），非肥胖人群高于肥胖人群（OR 3.11 vs 2.56），TPO-Ab阳性人群高于TPO-Ab抗体阴性人群（OR 4.26 vs 2.93）。

（三）甲状腺功能减退与糖尿病之间的相互影响

甲状腺激素（thyroid hormone，TH）能促进组织分化和生长、发育，并且可

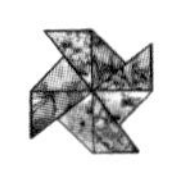

促进葡萄糖的吸收和肝糖原分解，同时促进外周组织对葡萄糖的利用；既能加快葡萄糖和脂肪的代谢，同时又可促进蛋白质的氧化分解。DM合并甲状腺功能减退后，由于甲状腺激素的缺乏，一方面使组织代谢所必需的酶产生减少或使其活性下降，导致碳水化合物的代谢缓慢，使得机体对葡萄糖的吸收减少；另一方面可导致机体对胰岛素的降解速率下降，使得机体对胰岛素的敏感性增强，因此易导致低血糖的发生，应及时检查糖尿病患者甲状腺功能情况，以明确是否合并甲状腺功能减退。糖尿病合并甲状腺功能减退患者应警惕低血糖的发生，胰岛素用量应相对减少，同时更应关注患者血糖监测情况，及时避免低血糖的发生。

甲状腺功能的异常经常导致胰岛素抵抗，因而可能影响糖尿病患者的血糖控制；此外，甲状腺功能减退或亚临床甲状腺功能减退还与DM血管病变、DM视网膜病变、DM肾病等存在相关性。可能机制有三点：其一，胰岛素抵抗增加以致纤溶和血管舒张功能受损；其二，甲状腺疾病导致脂代谢受损（总胆固醇和低密度脂蛋白胆固醇升高）；其三，高凝状态与血黏度增加等。

国内研究表明T_2DM患者，其中伴有亚临床甲减的患者罹患冠心病的风险较甲状腺功能正常者明显升高，并且在65岁以上患者中更为显著，在严重亚临床甲减的患者中，慢性肾脏病的患病风险也明显升高。

二、临床特点

糖尿病并发症多，症状复杂，而甲状腺功能减退起病缓慢，早期症状不典型，如水肿、心动过缓、胸闷、乏力、怕冷、反应迟钝、腹胀、便秘、高脂血症等，且个体异性大，特异性低，两者并存使临床症状复杂，极易出现漏诊或误诊。

老年糖尿病患者即使出现了如乏力、怕冷、淡漠、记忆力减退、反应迟钝、皮肤干燥、腹胀、便秘等甲状腺功能减退的相关症状，也可能常常会被误认为是老年人机体衰老的表现；并且糖尿病肾病出现乏力、水肿等也与甲状腺功能减退的症状相类似，故甲状腺功能减退在糖尿病患者，特别是老年人和糖尿病肾病患者中临床表现不典型，临床上往往容易忽视或漏诊。所以T_2DM患者对甲状腺功能的监测可以尽早发现（亚）临床甲状腺功能减退，并可及时进行治疗。

三、糖尿病合并甲状腺功能减退的营养治疗

（一）补充适量碘

碘是合成甲状腺素的原料，碘缺乏可致T_3（三碘甲状腺原氨酸）、T_4（四碘甲状腺原氨酸）分泌不足，负反馈调节导致促甲状腺激素分泌增多，促使甲状腺细胞分泌T_3、T_4进一步增多，导致甲状腺细胞增生、肥大，从而可能出现甲状腺

功能减退的临床症状。

在碘缺乏地区，无论患者是否存在甲状腺肿，也就是说无甲状腺肿居民和甲状腺肿患者都普遍存在缺碘的情况，甲状腺肿大是碘缺乏导致甲状腺代偿的表现。正常成年人碘的安全量为平均150 μg/d，然而以下因素，如人体储碘能力有限、饮食结构导致人体摄入碘不足、自然环境中碘资源不足等，造成了机体碘缺乏，以至于导致甲状腺功能减退。

根据尿碘中位数来判断碘缺乏的程度，最适当的碘营养状态为尿碘中位数（median urinary iodine，MUI）100～200 μg/L，MUI小于20 μg/L为碘严重缺乏，MUI在20～49 μg/L之间为碘中度缺乏，MUI在50～99 μg/L之间为碘轻度缺乏。目前，加碘盐是全民补碘最简单、实用的方法。目前碘盐添加的是碘酸钾，耐热且不存在高温挥发的情况，所以烹饪期间无须关注放入碘盐的时间早晚。

1.针对糖尿病合并甲状腺完全萎缩、甲状腺全切术后、甲亢^{131}I放射治疗后、甲状腺癌清甲治疗后等所致的甲减，因为合成甲状腺激素的场所被完全破坏，所以补充碘的多少已无特别意义，无须关注补充碘的多少。

2.过量的碘会造成甲状腺自身免疫病，而桥本甲状腺炎就是甲状腺自身免疫病，所以糖尿病合并桥本甲状腺炎所致的甲状腺功能减退建议低碘饮食，每天碘摄入量应在100 μg以下，而10 g碘盐含有大约350 μg碘，所以在食用碘盐的情况下碘摄入是过量的，建议此类患者食用无碘食盐为宜。见图4-4。

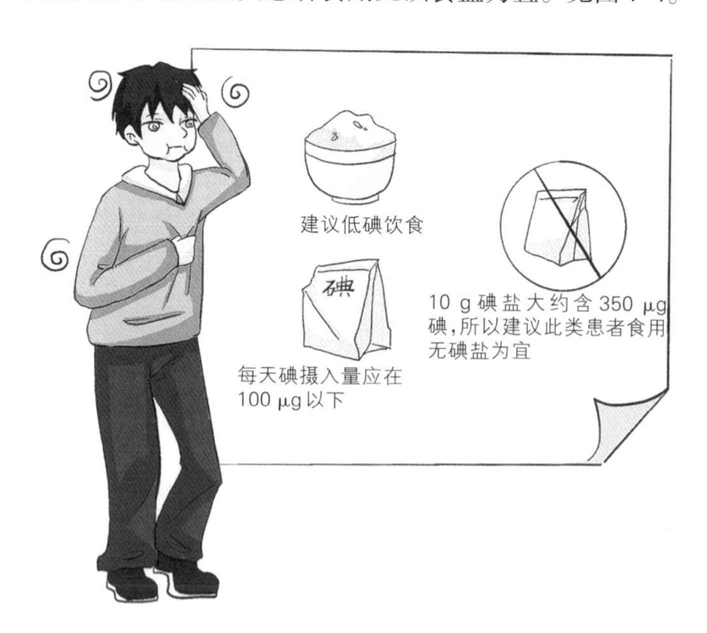

图4-4　糖尿病合并甲减用碘营养治疗

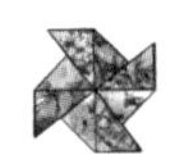

3.对于甲状腺自身抗体阴性、甲状腺体积正常或偏大的糖尿病合并甲状腺功能减退的患者，可适当增加碘的摄入量，补充碘的多少可根据尿碘中位数调整。

4.碘是人体不可缺少的微量营养素，也是甲状腺合成的甲状腺素，可以促进人体的正常发育，维持正常的平衡。碘缺乏对于妊娠与胎儿的影响比较大，会导致胎儿脑发育障碍，也会出现胎儿智力低下。所以糖尿病合并妊娠或者妊娠期糖尿病合并甲状腺功能减退患者更加应该关注碘的摄入量。孕妇可适当食用含碘高的食物，以海产品含碘量最高，如海鱼、紫菜、海带等，建议及时检查尿碘，将尿碘中位数维持在200～300 μg/L之间即可。

（二）致甲状腺肿食物的选择

十字花科食物含有致甲状腺肿的物质，十字花科食物主要有：白菜类，如大白菜、小白菜、菜心、紫菜薹等；甘蓝类，如青花菜、芥蓝、椰菜、椰菜花等；芥菜类，如榨菜、茎芥菜（头菜）、叶芥菜、根芥菜（大头菜）等；水生蔬菜类和萝卜类等。食用大量的此类食物会影响甲状腺激素的合成从而导致暂时性的甲状腺功能减退，而上述食物加热后可破坏致甲状腺肿物质，因此，这类食物煮熟后再吃为宜。见图4-5。

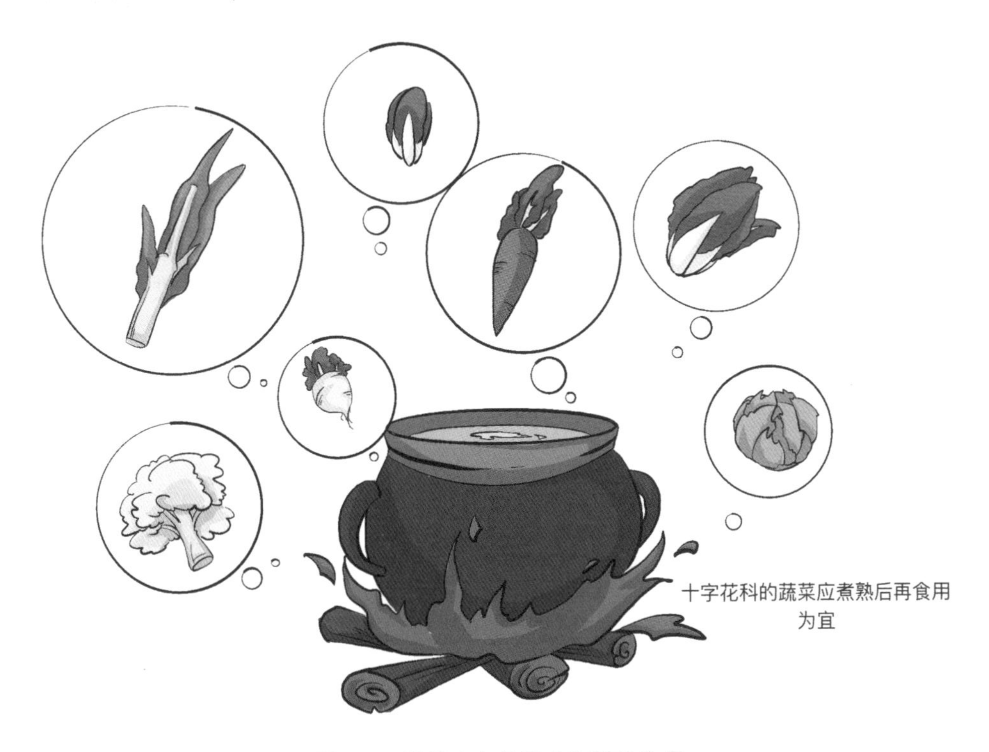

图4-5　糖尿病合并甲减的营养治疗

不建议甲状腺功能减退患者刻意避免食用十字花科食物，因为十字花科类食物不仅可以提供丰富的膳食纤维、维生素，而且其中某些成分还具有抗癌的功效。甲状腺功能减退患者在发病后，患者本身甲状腺激素分泌就不足，并且一般都要进行替代治疗。

（三）补充膳食纤维和丰富的维生素

糖尿病合并甲状腺功能减退患者更易出现便秘，所以饮食中需要充分补充膳食纤维。丰富的维生素对调节机体生理功能有着积极的作用，因此，必须充足补充维生素，特别是B族维生素。我们都知道，粗杂粮、新鲜蔬菜和水果含有丰富的维生素和膳食纤维，甲减患者可尽量选用，但糖尿病患者食用水果需要在两餐中间，每天可食用一至两份水果。

（四）三大营养物质的比例调整

1.供给适量的热能和蛋白质

因为甲状腺功能减退患者基础代谢率低，热能消耗减少，所以饮食中热能摄入量不宜过高，否则容易导致肥胖。但是使用胰岛素治疗的糖尿病患者热量摄入不宜过少，因为甲状腺激素缺乏时机体对胰岛素的降解速率下降，对胰岛素的敏感性增强，更容易导致低血糖的发生。

在生理状态下，甲状腺激素具有促进蛋白质合成的功能，表现为正氮平衡，有利于机体的生长发育及各种功能互动；但当甲状腺激素分泌缺乏时，蛋白质合成障碍，组织间黏蛋白沉积，可使水分滞留在皮下，引起黏液性水肿，但补充甲状腺素后可消除。在蛋白质营养不良的条件下，白蛋白减低，小肠黏膜更新速度减慢，消化腺分泌受影响，酶活力下降，同时表现为甲状腺功能减退趋势。因此，糖尿病合并甲状腺功能减退患者饮食中要及时补充蛋白质，以改善病情。一般糖尿病合并甲减患者蛋白质供给量在单纯糖尿病饮食基础上加一份即可，可选用蛋类、乳类、肉类、鱼类及豆类等食物。糖尿病并发肾病时根据糖尿病肾病饮食标准执行。

2.限制脂肪和胆固醇

就胆固醇代谢而言，甲状腺激素能加强胆固醇合成，并可促进胆固醇转化为胆酸等，同时还可增加低密度脂蛋白受体的可利用性，有助于胆固醇从血中清除；并且由于甲状腺激素能促进脂肪的合成和分解，甲状腺功能减退患者因为甲状腺激素缺乏可导致脂肪合成与分解均降低，会出现体脂比例升高、血胆固醇水平升高，继而容易发生动脉粥样硬化，在糖尿病的基础上合并甲减更易发生动脉粥样硬化。

故饮食中脂肪摄入控制在占总热能的20%左右，可以交替使用不同种类的植物油，例如菜籽油、花生油、大豆油等，和糖尿病饮食要求一样，不应使用

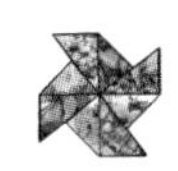

猪油等动物油脂。患有甲状腺功能减退时，血浆胆固醇合成排出较慢，血浆胆固醇浓度升高，甘油三酯和β-脂蛋白均增高，故应限制富含胆固醇食物的摄入，如奶油、蛋黄、动物内脏等。表4-1汇总了常见脂肪含量较高的食物，供临床参考。

表4-1　常见食物脂肪含量（以100 g可食部分计，单位mg）

食物名称	含量	食物名称	含量	食物名称	含量	食物名称	含量
植物油	99.9～100	奶油	55.5	腊肠	48.3	巧克力	40.1
鸭、猪油	99.7	鸡蛋黄粉	55.1	南瓜子仁	48.1	牛肉干	40.0
羊油(炼)	99.6	葵花籽仁	53.4	花生仁(炒)	48.0	白芝麻	39.6
玉米油	99.2	花生酱	53.0	羊肉干	46.7	桃仁	37.6
黄油	98.0	炒葵花籽	52.8	黑芝麻	46.1	广东香肠	37.3
奶油	97.0	芝麻酱	52.7	西瓜子仁	45.9	腰果	36.7
牛油	92.0	炒杏仁	51.0	杏仁	45.4	咸肉	36.0
板油、肥肉	88.6	山核桃	50.8	母麻鸡	44.8	肉鸡(肥)	35.4
羊油	88.0	炒榛子	50.3	榛子(干)	44.8	猪肉(软五花)	35.3
松子仁	70.6	鸭皮	50.2	西瓜子(炒)	44.8	鸭蛋黄	33.8
猪肉(猪脖)	60.5	葵花籽(生)	49.9	猪皮	44.6	春卷	33.7
猪肋条肉	59.0	腊肉(生)	48.8	炸素虾	44.4	起酥(点心)	31.7
桃仁(干)	58.8	马铃薯片(油炸)	48.4	花生仁(生)	44.3	曲奇饼	31.6

（牛强龙）

第三节　糖尿病合并尿酸异常的营养治疗

一、概况

随着社会经济发展、饮食方式的改变，我国成人居民高尿酸血症的患病率达14%，男性患病率高于女性患病率，城市患病率高于农村患病率，沿海患病率高于内陆患病率，发病年龄趋于年轻。目前全球有超过5500万的痛风患者，高尿酸血症患者数高于2亿。

近年来，高尿酸血症和痛风患者人数增加明显，主要原因是饮食结构的改变，过量摄入高嘌呤食物以及体重增加。痛风往往与高血压、肥胖、心血管疾病、糖尿病和慢性肾脏疾病等疾病发病相关，这些合并疾病会让痛风的治疗更为复杂并且增加过早死亡的风险。关节残疾和肾功能不全严重影响重症痛风患者的生活质量和生命健康。见图4-6、图4-7。

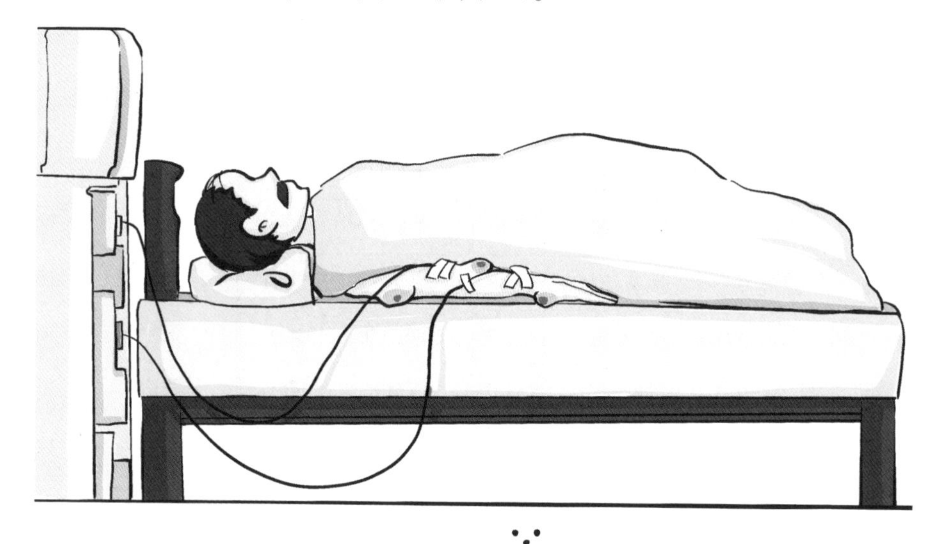

图4-6　痛风的结局——肾功能不全

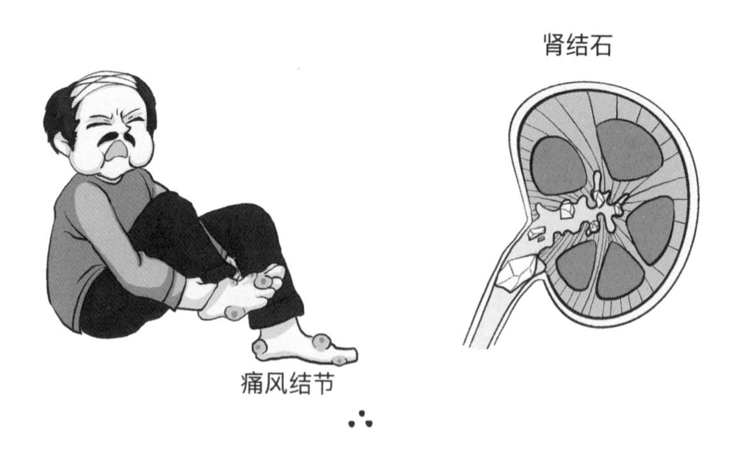

图4-7　痛风的结局——痛风结节

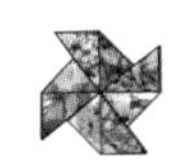

二、临床特点

（一）临床表现和诊断

高尿酸血症和痛风是一种多基因遗传相关的、受环境因素共同作用的具有一定的家族聚集患病现象的复杂疾病。同卵双胞胎高尿酸血症遗传学研究表明，血尿酸增高遗传的可能性为45%～73%。通过研究人群队列的基因关联发现，血尿酸水平和痛风遗传的可能性分别为27%～41%和30%，20%的痛风患者有家族史。中国痛风诊疗指南中高尿酸血症诊断标准为正常饮食状态下2次非同日空腹血尿酸大于420 μmol/L（7.0 mg/dL），美国痛风诊疗指南中无症状高尿酸血症的标准为男性血尿酸大于408 μmol/L（6.8 mg/dL），女性血尿酸大于360 μmol/L（6 mg/dL）。2018—2019年我国成年人高尿酸血症患者约1/3发展为痛风患者。高尿酸血症和痛风是同一种疾病的不同阶段，高尿酸血症是痛风形成的直接诱因，有一部分高尿酸血症患者终身不出现关节炎等症状，称为无症状高尿酸血症。机体长期处于高尿酸血症状态，尿酸钠盐慢慢地在软组织关节和肾脏出现针状结晶沉积，尿酸盐晶体会激活处于巨噬细胞和单核细胞中的NLRP3炎性体（NLRP3是一种炎症小体传感器蛋白，一种寡聚体蛋白复合物），继而引起炎症反应，导致关节炎、皮肤病变及肾脏损害等。高尿酸血症和痛风是多种心血管疾病的诱因和独立风险因素，易引起的并发症有高血压、糖尿病、脂肪肝、慢性肾病、痛风石性关节炎、尿酸盐肾病和尿酸性尿路结石等疾病。见图4-8。

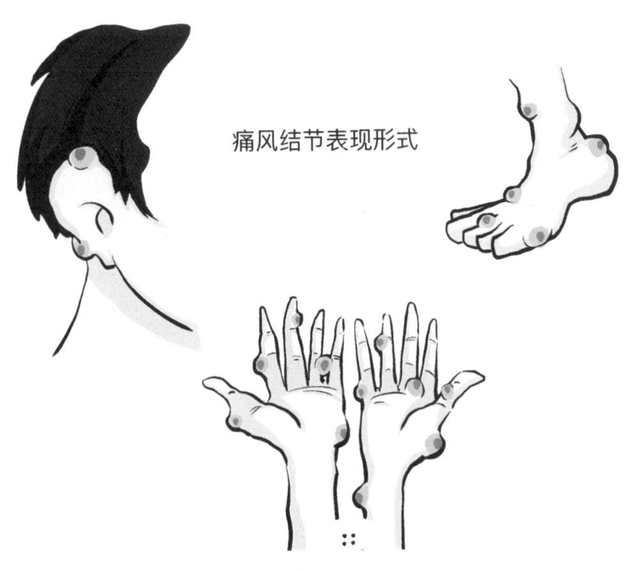

图4-8　痛风的表现

（二）糖尿病和高尿酸血症、痛风互相影响

高尿酸血症和痛风是糖尿病的常见合并症。26%的痛风患者合并糖尿病，高于普通人群患糖尿病的比例。糖尿病发生的危险因素之一是高尿酸血症，后者常与饮食种类、酒精摄入及肥胖等因素相关，同时这些危险因素与糖尿病发生也有关，因此二者相互影响。临床研究发现，血尿酸水平每升高60 μmol/L（1 mg/dL），糖尿病发病风险增加约1.17%，因此血尿酸水平与糖尿病的发病风险呈正相关，同时高尿酸血症和痛风合并糖尿病的风险也较高。研究发现在高尿酸血症人群中给予降尿酸治疗可降低糖尿病的发病率，改善患者预后，降低肾脏、心血管等并发症的发生率。尿酸异常合并糖尿病在治疗时，应注意降糖药物的选择，因为胰岛素分泌可促使血尿酸水平升高，应尽可能选择不升高胰岛素水平的药物，如双胍类药物、噻唑烷二酮类药物、α糖苷酶抑制剂和SGLT2抑制剂等药物。见图4-9。

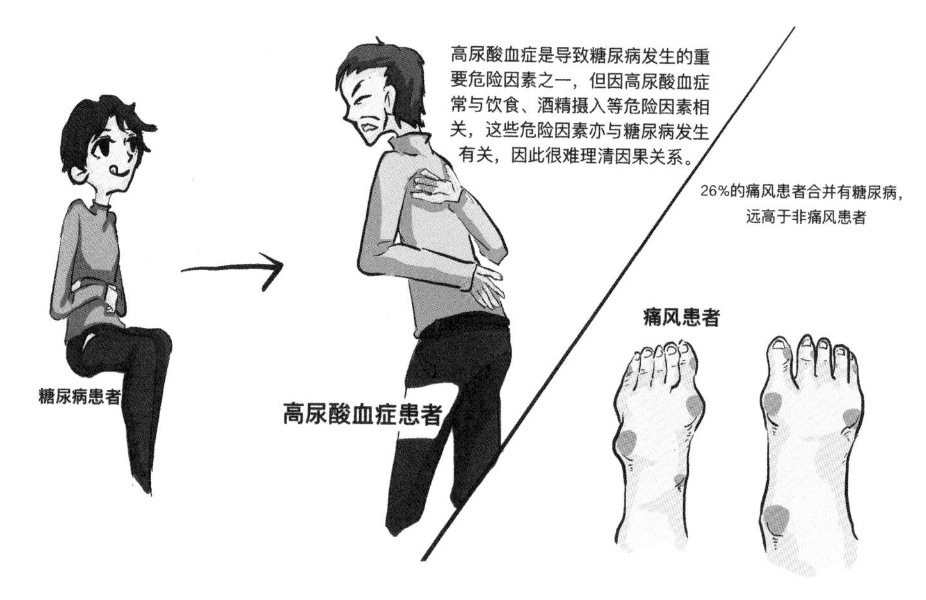

图4-9　糖尿病易伴发高尿酸血症和痛风

（三）高尿酸血症和痛风治疗的对策和选择

痛风现有的治疗方式包括急性发作期治疗和长期治疗，急性发作期治疗以控制症状、消除疼痛和减轻炎症反应为主要治疗目的。常用药物主要有止痛药、糖皮质激素和秋水仙碱，秋水仙碱常伴有腹泻、呕吐、腹痛性痉挛等常见的不良反应。长期治疗主要通过抑制尿酸生成或促进尿酸排出降低患者血尿酸水平。美国、英国、澳大利亚/新西兰指南指出，一般的痛风治疗终点要求长期的血尿酸浓度低于360 μmol/L，当存在痛风石沉淀时，血尿酸低于300 μmol/L为治疗终

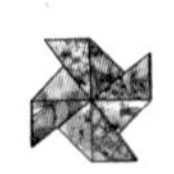

点。也有报道建议，血尿酸低于240 μmol/L为最佳的治疗终点。中国指南要求治疗终点为血尿酸浓度低于360 μmol/L。随着长期降尿酸治疗，血尿酸浓度低于饱和水平（360 μmol/L）以下时关节和软组织中的尿酸盐晶体或痛风石沉淀会不断溶解，从而使急性痛风发作的频率降低。临床治疗周期一般不少于3个月，有时需要1年、数年或阶段性长期服药。

痛风治疗药物按作用机制主要分为三类：

1.抑制尿酸生成药物（黄嘌呤氧化酶抑制剂）

已上市药品包括别嘌醇和非布司他。黄嘌呤氧化酶抑制剂主要通过抑制嘌呤在体内转化为尿酸，减少尿酸在体内的生成，降低血尿酸水平。但这样会导致血液中次黄嘌呤和黄嘌呤浓度大幅度提高，长此以往对肾脏和心脏可能造成一定的伤害。别嘌醇（Allopurinol）是美国抗痛风的一线药物，为黄嘌呤氧化酶的竞争性抑制剂。2002年在国内上市，一般使用剂量为每天100 mg，最大可耐受剂量为每天300 mg。别嘌醇的耐受性相对良好，有43.4%的患者可达到低于360 μmol/L的治疗终点，但别嘌醇会引发致命性的过敏性皮疹，即Stevens-Johnson综合征和中毒性皮肤坏死症，在1%～2%的患者中会出现皮疹并需要停止治疗。在HLA-B*58:01基因携带者中（亚裔美国人和非裔美国人携带概率较高）容易出现别嘌醇超敏反应综合征，提前对HLA-B*58:01基因进行筛查，不携带者可服用别嘌醇。非布司他（Febuxostat/Uloric®）作用于黄嘌呤氧化酶的氧化态和还原态，长期使用会增加心脏受损风险，非布司他的使用剂量为每天20～40 mg，控制不佳者可以增加到每天80 mg。

2.促尿酸排泄药物URAT1抑制剂

苯溴马隆、雷西纳德和丙磺舒的作用机理：人体70%的尿酸经肾脏排泄，80%～85%的高尿酸血症是由于尿酸排泄障碍所致。尿酸阴离子转运蛋白1（urate anion transporter 1 inhibitors，URAT1）是有机阴离子转运体（organic anion transporter，OAT）超家族成员，位于肾脏近曲小管上皮细胞膜，控制着90%以上的肾小球滤过后尿酸的重吸收，是人体内主要的尿酸重吸收蛋白。URAT1抑制剂抑制对尿酸的重吸收，增加尿酸通过尿液由肾脏排出，从而降低血尿酸浓度。苯溴马隆（Benzbromarone）1971年在德国上市，每天使用剂量为40～80 mg。2019年中国高尿酸血症与痛风诊疗指南推荐苯溴马隆为降尿酸药物。苯溴马隆的肝毒性主要来自它的3个双醌代谢物，此类物质化学性质活泼，可通过与蛋白质或多肽的半胱氨酸残基上的巯基共轭加成，使蛋白质变性失活，从而导致肝毒性。

3.分解尿酸的尿酸氧化酶类似物

聚乙二醇重组尿酸酶（Pegloticase，Krystexxa®）的适应症为慢性顽固性痛风，通过静脉注射给药，在20%～40%的患者中有严重的免疫过敏性副反应。

三、高尿酸血症和痛风的营养治疗

（一）减少高果糖蔬果摄入

痛风患者强调饮食均衡，控制饮食总热量，建议低嘌呤、低脂肪和低盐饮食。果蔬类食物是健康饮食结构的重要组分，应注意选择。

1.柠檬、樱桃和橄榄等适于痛风患者食用。西瓜、椰子、葡萄、草莓、李子和桃等可以适量食用。不宜进食含糖分（尤其是果糖）较多的水果，如桂圆、荔枝、苹果、橙子、柚子、柿子和石榴等。

2.推荐食用绝大多数瓜类、块根茎、叶菜类蔬菜，此类蔬菜均为低嘌呤食物。

3.限制食用嘌呤含量较高的植物性食物，如草菇、香菇、紫菜、海带、芦笋及粮食胚芽等。

（二）多选择水煮新鲜白肉

1.多食白肉（如鸡、鸭、鱼、鹅等非哺乳类动物肉），少食红肉（烹饪前颜色较深的肉类称红肉，如：牛、羊、猪等哺乳动物肉），后者嘌呤含量高于前者。心、肝、肾等动物内脏的嘌呤含量高于普通瘦肉。肥肉含有大量脂肪和胆固醇，易引起肥胖加重尿酸代谢紊乱，也不建议食用。鸡蛋、牛乳、海参等嘌呤含量较低，建议食用。

2.多食水煮新鲜肉类，对于肉类食品的加工，烹饪时弃汤食肉，不宜食用腊制、腌制或熏制肉类，此类食物嘌呤、盐分含量高，影响尿酸代谢。不提倡油炸、煎制、卤制或火锅等烹饪方式。避免使用过多盐、糖和香辛料等佐料。

（三）糖尿病合并高尿酸血症痛风患者的生活指导

坚持开展患者教育，提高患者防病治病的意识，提高患者治疗的依从性。建立健康的生活方式，包括健康饮食、戒烟戒酒、坚持有氧运动、控制体重等有利于高尿酸血症和痛风的控制，有利于伴发疾病的控制。慢性非传染性疾病的管理有助于血糖、尿酸的稳定。除低嘌呤膳食外，减重、减轻胰岛素抵抗、增加饮水量也可以减低血尿酸水平。营养治疗对于高尿酸血症和痛风治疗效果是有限的，膳食种类控制可以降低血尿酸70～90 μmol/L。如果严格饮食控制血尿酸仍然不能达标应开始药物治疗。

1.营养治疗

饮食控制需要贯穿在治疗高尿酸血症的整个过程之中。通常情况下按每100 g食物中嘌呤含量的多少将食物分为三类：（1）低嘌呤食物，嘌呤含量低于50 mg，适宜高尿酸血症患者食用；（2）中等嘌呤含量食物，嘌呤含量在50～150 mg之

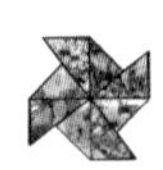

间，痛风急性发作期禁止食用，缓解期可适量食用；（3）高嘌呤食物，嘌呤含量大于150 mg，为高尿酸血症患者禁用食物。常见食物嘌呤含量见表4-2—表4-9。

表4-2 谷薯类及其制品（嘌呤含量mg/100g）

种类	嘌呤	种类	嘌呤	种类	嘌呤	种类	嘌呤
白米	18.1	糯米	17.7	小米	7.3	面条	19.8
米糠	54.0	小麦	12.1	面粉	17.1	麦片	24.4
高粱	9.7	玉米	9.4	米粉	11.1	荸荠	2.6
甘薯	2.4	芋头	10.1	马铃薯	3.6		
白米	18.1	糯米	17.7	糙米	22.4		

表4-3 蔬菜类（嘌呤含量mg/100g）

种类	嘌呤	种类	嘌呤	种类	嘌呤	种类	嘌呤
白菜	12.6	菠菜	13.3	包菜	12.4	空心菜	17.5
蒿子	16.3	苋菜	12.4	蒿子	16.3	芹菜	12.4
苋菜	8.7	榨菜	10.2	芥蓝菜	18.5	盐酸菜	8.6
雪里蕻	24.4	韭菜	25.0	芫荽	20.2	葫芦	7.2
冬瓜	2.8	姜	5.3	苦瓜	11.3	丝瓜	11.4
黄瓜	14.6	茄子	14.3	青椒	8.7	萝卜	7.5
胡萝卜	8.9	洋葱	3.5	菜花	24.9	菜豆	29.7
蘑菇	28.4	大葱	13.0	番茄	4.2	南瓜	2.8

表4-4 豆类及豆制品（嘌呤含量mg/100g）

种类	嘌呤	种类	嘌呤	种类	嘌呤
豆芽菜	14.6	绿豆	75.1	豌豆	75.7
杂豆	57.0	黄豆	116.5	黑豆	137.4
熏干	63.3	红豆	53.2	豆干	66.5

表4-5 肉和水产品（嘌呤含量mg/100g）

种类	嘌呤	种类	嘌呤	种类	嘌呤	种类	嘌呤
瘦猪肉	122.5	猪血	11.8	猪皮	29.8	猪脑	66.3
猪肝	169.5	猪大肠	262.2	猪肾	132.6	猪肚	132.4

续表4-5

种类	嘌呤	种类	嘌呤	种类	嘌呤	种类	嘌呤
猪肺	138.7	牛肉	83.7	牛肚	79.0	牛肝	169.5
羊肉	111.5	兔肉	107.6	鸡心	125.0	鸡胸肉	137.4
鸡肝	293.5	鸭肠	121.0	鸭肝	301.5	鸭心	146.9
鳝鱼	92.8	鲤鱼	137.1	海参	4.2	海蜇皮	9.3
螃蟹	81.6	乌贼	89.8	鱼丸	63.2	虾	137.7
白带鱼	391.6	乌鱼	183.2	牡蛎	239.0	蚌蛤	436.3
草鱼	140.3	鲢鱼	202.4	白鲳鱼	238.1	鹅	33

表4-6　蛋奶类（嘌呤含量mg/100g）

种类	嘌呤	种类	嘌呤	种类	嘌呤	种类	嘌呤
鸡蛋白	3.7	鸡蛋黄	2.6	鸭蛋白	3.4	鸭蛋黄	3.2
皮蛋白	2.0	皮蛋黄	6.6	奶粉	15.7	牛奶	1.4

表4-7　水果类（嘌呤含量mg/100g）

种类	嘌呤	种类	嘌呤	种类	嘌呤	种类	嘌呤	种类	嘌呤	种类	嘌呤
柠檬	3.4	桃子	1.3	西瓜	1.1	哈密瓜	4.0	香蕉	1.2	樱桃	17
橙子	3.0	橘子	3.0	葡萄	0.9	石榴	0.8	牛油果	4.5	无花果	64
凤梨	0.9	鸭梨	1.1	枇杷	1.3	苹果	0.9	柚子	8.3		
杏子	0.1	草莓	2.2	红枣	6	李子	4.2	猕猴桃	10		

表4-8　硬果坚果类（嘌呤含量 mg/l00g）

种类	嘌呤	种类	嘌呤	种类	嘌呤	种类	嘌呤
栗子	34.6	莲子	40.9	红枣	6.0	黑枣	8.3
葡萄干	5.4	龙眼干	8.6	瓜子	24.2	杏仁	11.7
花生	96.3	腰果	80.5	白芝麻	89.5	黑芝麻	57.0
核桃	8.4						

表4-9　其他（嘌呤含量mg/100g）

种类	嘌呤	种类	嘌呤	种类	嘌呤
银耳	98.9	香菇	214.5	番茄酱	3.0
酱油	25.0	蜂蜜	1.2		

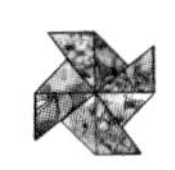

表4-10　高尿酸血症和痛风的饮食建议简表

避免	动物内脏、海鲜、高果糖糖浆的饮料（如汽水、果汁）食物、酒精（发作期或进展期者严格禁酒）
限制	牛肉、羊肉、猪肉，天然水果汁、糖、甜点，盐（包括酱油和调味汁）、酒精（尤其是啤酒，也包括白酒）
鼓励	低脂或无脂食品，蔬菜

2.多饮水，戒烟限酒

心、肾功能正常者需保证充分的水分摄入，每天饮水量为2000～3000 mL，维持尿量2000 mL以上。提倡戒烟限酒，每天饮2瓶啤酒者发生痛风的风险是不饮酒者的2.5倍，因此禁止摄入啤酒、黄酒和白酒，红酒可适量饮用。

3.坚持运动，控制体重

肥胖者痛风发病风险高，争取减重达到标准体重，建议坚持每周5次，每次30 min中等强度有氧运动。慢性痛风关节炎急性发作时应休息，避免关节劳累损伤。慢性关节损伤患者，骨骼囊性变或骨破坏严重者不适合剧烈运动，以防引起骨折及关节脱位。

4.伴发疾病的管理

痛风、高尿酸血症的伴发疾病有糖尿病、高血压、高脂血症、动脉粥样硬化性心脏病、慢性肾脏疾病等，这些疾病的良好控制和病况管理是控制尿酸水平的重要条件。糖尿病患者教育管理模式可作为高尿酸血症及痛风患者教育的参考。老年人用药种类较多，影响尿酸代谢药物的使用也会导致病情波动。

（四）科普问答

1.痛风患者应如何饮水?

痛风患者可选择小分子、弱碱性水，增加饮水量，增加排尿量从而促进肾脏排泄尿酸，减少尿酸盐结晶沉积，减少痛风发作次数，可作为痛风患者非药物治疗的措施之一。没有肾脏疾患、急/慢性心力衰竭等禁忌症的情况下，痛风患者饮水建议：（1）分次饮水，建议早、午、晚3次饮水，每次饮水量为700～1000 mL。（2）饮用水尽量选择弱碱性、小分子水，研究表明饮用弱碱性、小分子水可以促进尿酸排泄。尿液酸碱度（pH值）维持在6.3～6.8利于尿酸排泄，减少形成尿酸盐结晶。也可以选用柠檬水（如1～2个鲜柠檬切片加入2000～3000 mL的水中），其有助于尿酸下降。

2.痛风患者能饮酒吗?

酒精是导致痛风发作的高危因素之一。啤酒和烈性酒（白酒、伏特加等）增加痛风发作的风险，红酒增加痛风发作的风险证据尚少。饮酒引起尿酸水平升高的可能原因有：(1）酒精的代谢增加了三磷酸腺苷的消耗，导致细胞代谢加快，尿酸增加；(2）酒精的代谢引起血清乳酸升高，酸性环境减少尿酸排泄；(3）酒中含有嘌呤，导致尿酸产生增加。综上所述，过度饮酒引起嘌磷代谢异常，建议痛风患者限酒。

3.哪些食物属于高嘌呤食物？

(1）动物内脏

动物内脏类食物如肝、脑、肾、舌、脾、肠等不建议摄入，此类食物当中含高嘌呤物质和饱和脂肪酸，后者会加重胰岛素抵抗，影响肾脏对尿酸的排泄，使体内的尿酸持续升高。

(2）高油脂食物

尤其是使用“千滚油”制作的油炸食品，如炸鸡块、炸猪排、炸鸡等，这些食物含有大量有刺激性的调味品，影响尿酸的排泄，引发高尿酸血症或痛风。

(3）海产品

大部分的海产品如牡蛎、扇贝、海虾、鱼籽、蟹黄、紫菜、沙丁鱼、凤尾鱼等食物中的物质导致体内尿酸升高。

4.为什么有的人没有吃海鲜、喝浓汤等高嘌呤食物，也戒烟酒了，但是尿酸还是一直居高不下呢？

(1）高尿酸血症患者病因包括遗传代谢性疾病，如次黄嘌呤-鸟嘌呤磷酸核糖转移酶（hypoxanthine guanine phosphoribosyl transferase，HGPRT）缺乏、腺嘌呤磷酸核糖转移酶（adenine phosphoribosyl transferase，APRT）缺乏，家族性青少年高尿酸血症肾病等，这些疾病患者单纯饮食控制不能完全缓解高尿酸血症，大多数人需要配合药物治疗。

(2）果糖摄入过多。体内尿酸过高，容易引发痛风，很多人都会严格按照高嘌呤食物表来控制自己的饮食结构，果糖对痛风的影响是近年科研发现的，《英国医学杂志》的一项研究发现，摄入富含果糖的软饮料、果汁与痛风的发生风险增加密切相关。果糖不受胰岛素、瘦素的调节，进食者不会有饱腹感产生，可以持续增加食物摄入。摄入过多果糖会促进嘌呤合成，嘌呤代谢致尿酸生成增多。糖类物质摄入过多会使尿酸的排泄障碍，引起尿酸升高。

下列食物含有丰富果糖：

①甜饮料　碳酸饮料、果汁、功能饮料都是果糖丰富的食品，痛风患者慎用。

②蜂蜜　蜂蜜虽然营养价值较高，含有丰富的维生素，但是果糖含量高达70%，痛风患者应该节制食用。

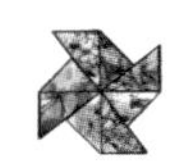

③果糖含量较多的水果　我们平时常吃的芒果、荔枝、哈密瓜、西瓜、甜瓜、柑橘、桃、李、杏等含蔗糖较多，分解转化成果糖，建议这类水果摄入量全天控制在500 g以内。

④烘焙糕点　甜甜圈、饼干、华夫香糕、蛋糕、布朗尼、牛角面包等糖、玉米糖浆及玉米甜味剂含量较高，添加较多甜味剂和氢化脂肪，注意限量食用以防尿酸增高。

5.高尿酸血症和痛风患者的血尿酸控制目标是多少？

尿酸是核酸代谢的产物，通常状况下人体每天新生成尿酸600 mg，排出600 mg，维持动态平衡。痛风患者尿酸持续达标治疗是改善预后的关键，并推荐痛风患者的血尿酸控制目标：男性178～416 μmol/L之间，女性是148～357 μmol/L之间。男性超过416 μmol/L，女性超过357 μmol/L，诊断为“高尿酸血症”，这些患者中的高尿酸症10%～20%会发展为痛风。管理建议：（1）当生活方式严格管理后血尿酸仍大于等于540 μmol/L者开始药物治疗；（2）如果有心血管疾病或其他代谢性疾病等危险因素，男性血尿酸大于等于420 μmol/L，女性血尿酸大于等于360 μmol/L，就开始生活指导和降尿酸药物治疗；（3）无基础疾病等危险因素，男性血尿酸大于等于420 μmol/L且小于等于540 μmol/L，女性血尿酸大于等于360 μmol/L且小于等于540 μmol/L，生活指导3～6个月，若再次复查时血尿酸仍大于等于男420 μmol/L、女360 μmol/L，开始降尿酸药物治疗；（4）痛风需长期治疗，血尿酸未达标时，1个月复查1次，血尿酸达标时，3个月复查1次。如果血尿酸维持在300 μmol/L，痛风石可能开始溶解，1年复查1次血尿酸。据统计，痛风患者反复发作而不进行规范降尿酸治疗，一般10年后就会出现肾损伤，严重者会导致肾功能不全，甚至尿毒症。痛风合并肾脏病的患者或存在泌尿系结石应该开始行降尿酸治疗。慢性肾脏疾病三期以上者，推荐选择黄嘌呤氧化酶抑制剂（如别嘌醇或非布司他），不推荐促尿酸排泄药物（如丙磺舒）。血管紧张素受体脑啡肽酶抑制剂（沙库巴曲缬沙坦）和钠-葡萄糖协同转运蛋白-2抑制剂能降低血尿酸水平，当2型糖尿病患者血尿酸高于360 μmol/L时使用吡格列酮可降低尿酸，胰岛素治疗糖尿病可能升高患者血尿酸。别嘌醇可以降低非糖尿病患者的空腹血糖。血尿酸水平高增加糖尿病慢性并发症的发生风险，糖尿病人群要提高对高尿酸血症和痛风的重视并积极随访治疗。

（田昀灵）

第四节　糖尿病合并肝脏疾病的营养治疗

一、概况

临床上，愈来愈多的糖尿病（Diabetes mellitus，DM）患者同时合并肝脏疾病。慢性肝病和DM之间既可能是互为因果关系，存在相互促进的链式恶性循环，又可能是一个病因的两个系统的不同表现，DM和肝脏损伤可互相影响导致彼此疾病顽固难治，使得患者生活质量下降和预期寿命缩短。

早在19世纪初就有研究发现肝硬化与DM密切相关。大约80%的肝硬化患者存在糖代谢紊乱，其程度与肝脏疾病严重程度及其病因相关。通常随着肝病逐渐进展发生胰岛素抵抗（insulin resistance，IR）及糖耐量异常（impaired glucose tolerance，IGT），最终发展为以餐后血糖增高为主的DM及至空腹血糖和餐后血糖均增高的DM。糖代谢紊乱是肝硬化的常见并发症，20%以上的肝硬化患者在确诊后5年内并发DM。而糖尿病亦可导致肝脏损害等并发症，研究显示无论是何种原因所致的糖尿病及并存的IR、IGT或高血糖症都可促进慢性乙型病毒性肝炎（chronic viral hepatitis B，CHB）、慢性丙型肝炎（chronic hepatitis C，CHC）、酒精性肝病、自身免疫性肝病患者肝纤维化的进程，糖尿病也是各种类型的肝病患者并发原发性肝癌的独立危险因素。

在发达国家，非酒精性脂肪性肝病（nonalcoholic fatty liver disease，NAFLD）是最常见的慢性肝病，单纯性肝脂肪变性是轻度的，但非酒精性脂肪性肝炎（non-alcoholic steatohepatitis，NASH）和纤维化共存增加了肝细胞癌（hepatocellular carcinoma，HCC）的风险。随着肥胖和代谢综合征的流行，全球成年人NAFLD的患病率已达到25%，范围从非洲的13%到东南亚的42%，NAFLD/NASH已成为肝硬化和HCC的最常见病因。尽管NAFLD患病率高，但目前尚无美国食品药物监督管理局（Food and Drag Administration，FDA）批准的确切治疗方法。当肝脏功能损害时，可出现复杂的营养代谢障碍和不同程度的蛋白质-能量营养不良（protein-energy malnutrition，PEM）。而营养不良一直被认为是慢性肝病患者预后的重要影响因素，因此，恰当的营养治疗对于预防NAFLD及其他慢性肝病的进展至关重要。近年来随着营养代谢、临床营养等领域研究的不断进展，针对不同患者进行个体化营养评估并制定相应营养干预计划已成为慢性肝病合并糖尿病管理和治疗的重要组成部分，治疗过程应针对肝脏疾病和肥胖相关的病理机制（IR、DM和血脂异常），一线治疗应包括有关饮

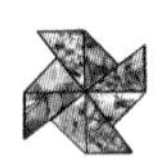

食的生活方式干预和增加体力活动。但我国尚缺乏对慢性肝病合并糖尿病患者的营养支持和膳食干预策略等指导性文件。

二、临床特点

（一）临床分类

慢性肝病和DM两者并存时主要有四种临床类型：

1. DM及其相关肝损伤，例如抗糖尿病治疗药物导致的肝损害、继发于胆道梗阻或感染的肝损害、DM伴非特异性的肝酶异常（主要是谷氨酰转移酶增高）以及见于1型糖尿病的糖原累及性肝肿大。见图4-10。

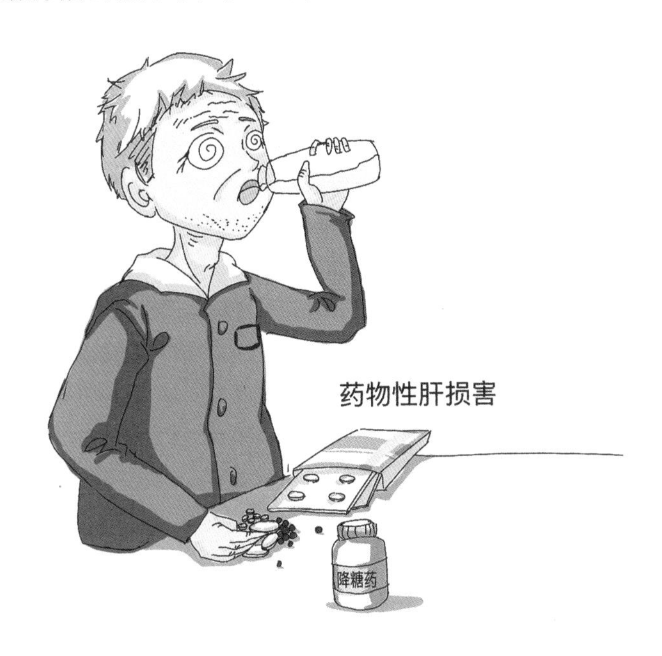

图4-10 药物性肝损害

2. 慢性肝病与DM享有共同的病因或发病机制，例如原发性血色病、自身免疫性疾病、酒精滥用、肢端肥大症、柯兴氏综合征以及肥胖症等；见图4-11。

3. 两者凑巧合并存在，例如T_2DM合并慢性乙型病毒性肝炎（CHB）。

4. 慢性肝病及其相关DM，例如失代偿期肝硬化、慢性丙型肝炎（CHC）、非酒精性脂肪性肝病（NAFLD）、肝移植术后并发的葡萄糖耐量异常（IGT）或餐后血糖增高为主的DM。有学者将这种继发于肝脏疾病且以餐后血糖增高为主的DM称为肝源性DM或3型糖尿病。

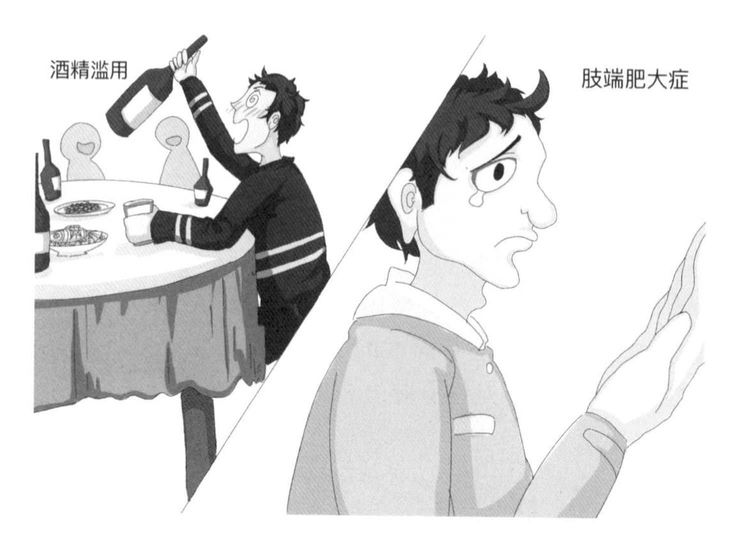

图4–11　慢性肝病与DM有共同的病因或发病机制

（二）慢性肝病对糖代谢的影响机制

非酒精性脂肪性肝病（NAFLD）是全球慢性肝病的主要类型，NAFLD最常见的诱发因素是男性、年龄> 50岁、高脂血症、肥胖、胰岛素抵抗、DM、缺乏体育锻炼以及遗传多态性，根据诊断方法、年龄、性别、种族和体重指数（Body Mass Index，BMI）的差异，成年人群中13%～42%的NAFLD被诊断出来，其中男性患者是女性患者的2倍。NAFLD与代谢综合征密切相关，胰岛素抵抗是其关键的疾病特征。NAFLD患者发生T_2DM的风险是正常人的5倍，在NAFLD患者中有21%～45%的患者合并T_2DM。在单纯性肝脂肪变性的患者中，空腹血糖受损以及糖耐量异常的患者比例为25%，而在非酒精性脂肪性肝炎患者中空腹血糖受损以及糖耐量异常的比例则可达到55%。在无糖尿病的NAFLD患者中，脂肪肝与糖化血红蛋白的升高和胰岛素抵抗密切相关，提示脂肪肝可能与糖尿病发生相关，可能是预测糖尿病发生的前期病变。胰岛素抵抗是NAFLD的发病机制之一，在糖耐量正常的患者中，肝脂肪的沉积可引起胰岛素抵抗，因此NAFLD促进了T_2DM的发生。

肝硬化患者糖代谢紊乱患病率明显高于普通人群，胰岛素抵抗几乎见于所有肝硬化患者，并逐渐出现IGT，说明肝硬化患者肝功能的慢性损害增加了DM的发生风险。在肝源性DM患者中，肝移植可使约2/3的患者血糖和胰岛素敏感性迅速恢复正常，这可能与肝脏清除胰岛素和外周葡萄糖的利用改善有关，后者可能继发于慢性高胰岛素血症的纠正。而口服葡萄糖耐量试验（Oral glucose tolerance test，OGTT）则可早期发现慢性肝病患者并存的IGT或DM。

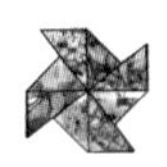

肝硬化患者DM的发病机制涉及肝脏脂肪变性和炎症损伤诱发肝脏胰岛素抵抗，导致肝细胞葡萄糖合成及释放入血增多，肝功能减退和门体分流导致肝脏胰岛素清除率下降，继而引起高胰岛素血症。骨骼肌胰岛素受体后缺陷伴葡萄糖利用和糖元合成障碍导致外周胰岛素抵抗。肝硬化早期胰岛β细胞代偿性分泌胰岛素增加，随着疾病进展，最终出现胰岛β细胞衰竭。

（三）糖尿病对肝病的影响机制

非酒精性脂肪性肝病是糖尿病患者中最常见的慢性肝病，且已被认为是代谢综合征的肝脏表现。研究显示，在T_2DM患者中，有70%的患者合并NAFLD，而即使是在肝功能正常的T_2DM患者中，亦有20%的患者合并脂肪性肝炎，5%～7%的患者合并进展期肝纤维化。

糖尿病除可引起糖尿病肾病、视网膜病变等微血管并发症及糖尿病周围神经病变外，亦可导致肝脏损害等合并症且很严重，T_2DM患者最常合并的慢性肝脏疾病就是非酒精性脂肪性肝病（NAFLD）。高胰岛素血症、高血糖症、脂毒性和脂肪细胞因子分泌的改变可通过激活慢性炎症、氧化应激、内质网应激和细胞凋亡等有害过程，促进NAFLD发展到坏死性炎症和纤维化，后者可能进展为NASH-肝硬化，最终进展为肝细胞癌，因此，合并糖尿病的NAFLD患者更有可能是非酒精性脂肪性肝炎（NASH）而非单纯性脂肪肝，糖尿病是NASH患者发生肝硬化和肝癌的独立危险因素。无论是何种原因所致的糖尿病，并存的IR、IGT或高血糖症都可促进CHB、CHC、酒精性肝病、自身免疫性肝病患者肝纤维化的进程，并影响CHC患者干扰素抗病毒治疗应答的效果。糖尿病也是各种类型的肝病患者并发原发性肝癌的独立危险因素，其与HBV、HCV感染以及酒精滥用有协同致癌作用。糖尿病可显著增加肝硬化、肝衰竭、原发性肝癌的发生率以及肝癌根治术后的复发率。

此外，2型糖尿病还可增加NAFLD、CHC和CHB患者动脉粥样硬化的患病率。合并糖尿病的CHC患者不仅肝功能损害和死亡显著高于无DM的CHC患者，而且DM和心血管疾病死亡亦显著增多。

三、慢性肝病合并糖尿病的营养治疗

肝脏是人体最重要的代谢器官，蛋白质、脂肪和碳水化合物三大营养物质代谢以及维生素的储存和激活，水、电解质平衡的调节等广泛而复杂的生化反应过程都在肝脏中进行。当肝脏功能损害时，可出现复杂的营养代谢障碍和不同程度的蛋白质-能量营养不良（protein-energy malnutrition，PEM）。而营养不良一直被认为是影响慢性肝病患者预后的重要因素。慢性肝病合并糖尿病患者给予膳食治疗及营养干预的目标是改善蛋白质-能量营养不良状态、维持健康体重，达到并

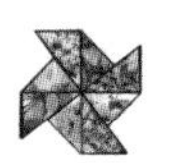

维持理想的血糖水平。对部分患者，有效的营养治疗能够改善营养不足的状态，或可能改善肝功能，而营养状态的持续恶化可显著增加肝硬化患者的死亡风险。营养治疗主要包括干预途径的选择、热量摄入时机的选择及总热量摄入的控制，以及主要食物成分糖类、蛋白质和脂肪所占热量的比例。禁止食用精制糖（精制糖是指质量和纯度最高的食糖产品，通常含蔗糖99.7%以上，如白糖、红糖、砂糖等）或含精制糖成分高的食品。

（一）非酒精性脂肪性肝病合并DM的营养治疗

营养治疗的目的在于调整膳食结构和营养平衡，控制基础状态游离脂肪酸的吸收，控制餐后高脂血症，促进脂蛋白对脂质的代谢和转运，减少体内过量的脂肪沉积，降低体脂率，增加体内抗氧化剂的数量，进而减少胰岛素抵抗状况。营养治疗应依据不同病因、病情制订个体化的膳食干预计划。对于与代谢综合征相关的脂肪肝，应给予限制能量平衡膳食（calorie-restricted diet，CRD）、高蛋白质膳食（highprotein diet，HPD），合理分配三大营养要素，适当补充维生素、矿物质及膳食纤维。采用营养代餐模式的CRD较全食物CRD更有助于减轻体重、减小腰围和脂肪含量。而且，HPD较正常蛋白膳食更有利于改善血脂以及减轻体重，但是合并慢性肾脏病（CKD）患者不推荐HPD。而过高的热能摄入可使患者体重增加，脂肪合成增多，从而加速肝细胞脂肪变性，所以合理控制每日热能的摄入量是治疗脂肪肝的首要原则。

美国糖尿病学会（ADA）和中国糖尿病医学营养治疗指南（2022版）推荐，糖尿病患者每日膳食的总热能中，一般蛋白质占总热能的15%～20%，短期高蛋白饮食有助于改善超重和肥胖糖尿病患者的体重、血脂和血糖；脂肪占20%～35%；碳水化合物供能比宜为45%～60%（见图4-12）。添加可溶性膳食纤维可延长糖尿病患者的胃排空时间，延缓肠道糖类消化与吸收，有利于减轻脂肪肝患者餐后血糖升高，改善糖耐量和长期糖尿病患者血糖控制，降低血脂和胆固醇，并能增加饱腹感，使患者能够耐受饮食控制，因此脂肪肝患者膳食纤维可从20～25 g/d增至40 g/d左右。此外，强调脂肪的质量重于比例，限制饱和脂肪酸和反式脂肪酸的摄入，建议饱和脂肪酸摄入量不超过总能量的12%，反式脂肪酸不超过2%，适当增加多不饱和脂肪酸与单不饱和脂肪酸比例，并使之取代部分饱和脂肪酸。研究显示补充ω-3多不饱和脂肪酸有助于降低T_2DM患者的TG水平，但对血糖控制的影响尚不明确。在高脂血症患者，胆固醇摄入量不宜超过300 mg/d，尚需注意提高膳食中天然抗氧化剂食物和矿物质的量。而在胃肠手术、肠外营养或营养不良等所致的继发性脂肪肝，则根据其营养需要进行有针对性的补充。

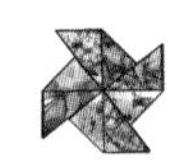

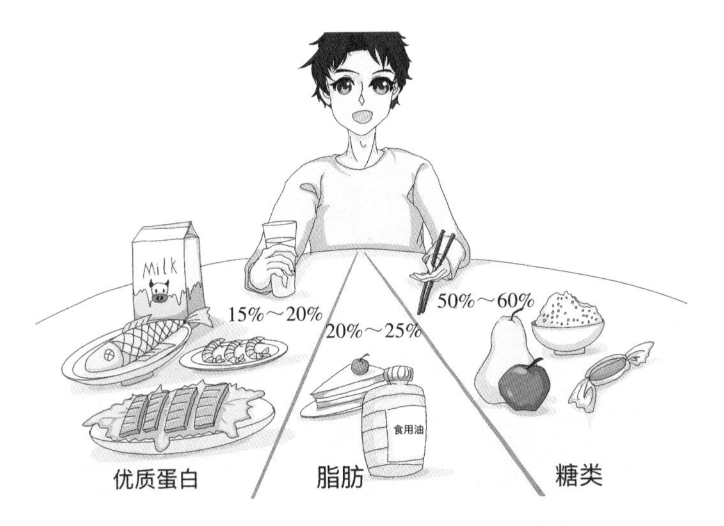

图4–12　非酒精性脂肪性肝病合并DM的营养治疗

（二）代偿期肝硬化合并DM的营养治疗

1. 总热量

2006年欧洲临床营养与代谢协会（European Society for Clinical Nutrition and Metabolism，ESPEN）重症营养指南建议肝硬化患者每日总能量摄入为146～167 kJ/kg。2010年美国肠外肠内营养学会重症患者营养指南（American Society for Parenteral and Enteral Nutrition，ASPEN）提出，对于肝硬化的患者，建议每日总能量摄入为104～167 kJ/kg，但不同肌肉质量、疾病严重程度及其他合并症都会影响患者的能量需求。2020年ESPEN肝病的临床营养实践指南指出，在急性肝衰竭（ALF）、酒精性脂肪性肝炎（ASH）和肝硬化患者中，静息能量消耗（resting energy expenditure，REE）通常增加，而非酒精性脂肪性肝病患者的静息能量消耗（REE）正常，肝硬化患者的整体能量消耗测量值大约为普通人群基础代谢率的130%。临床实践中，可以安全地认为慢性肝硬化和静止型生活方式患者的总能量供应应为基础代谢率的1.3倍。此外，只要有可能，应该使用间接测热法来测量静息能量消耗值，因为在个体患者中测量的REE可能与估计值有很大差异。

2.蛋白质

非营养不良的代偿期肝硬化患者每日蛋白质的摄入量应以1.2 g/kg为宜，推荐优质高蛋白的摄入，如鱼类、虾、瘦肉、牛奶、鸡蛋等。对于酒精性肝硬化合并DM患者，应适当增加蛋白质摄入量，可由1.0 g/kg增加到1.8 g/kg，增加量的84%可被储存。肝硬化营养不良和肌肉减少或萎缩的患者，建议每日总能量摄入为125～146 g/kg，蛋白质摄入应不小于1.5 g/kg。值得注意的是，糖尿病肾病Ⅲ

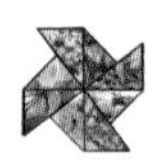

期及Ⅲ期以上的患者应兼顾肾功能及血压的变化，不推荐高蛋白饮食。代偿期肝硬化患者如需要肠外营养，无须专门使用肝病配方的氨基酸制剂。见图4-13。

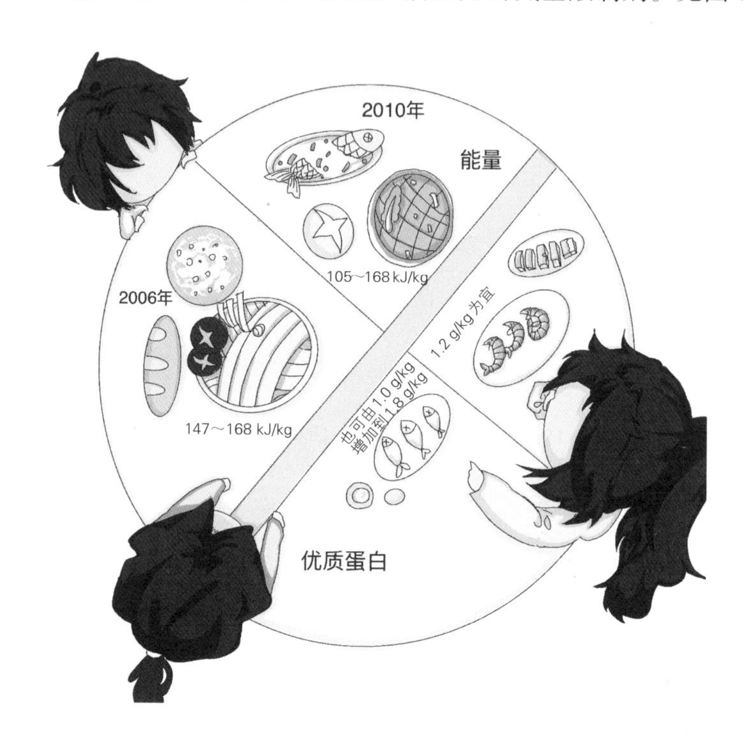

图4-13 糖尿病合并代偿期肝硬化患者的饮食

（三）失代偿期肝硬化合并DM的营养治疗

1.总热量

根据2020年ESPEN肝病的临床营养实践指南及2021年美国肠外肠内营养学会（ASPEN）营养科学与实践大会指南的建议，失代偿期肝硬化患者每天总能量摄入推荐为146～167 kJ/kg，建议采用间接测热法测量REE值，并按照1.3倍REE提供每日总能量。2013年国际肝性脑病和氮质代谢共识建议有肝性脑病的肝硬化患者能量摄入为每日146～167 kJ/kg，对于超重或肥胖失代偿期肝硬化患者，应密切监测体重变化，建议通过减小饮食中碳水化合物和脂肪的比例，同时保证高蛋白摄入，如果患者体重减轻，有进一步蛋白质消耗的证据，则可能需要超过推荐的蛋白质比例摄入量。

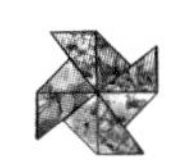

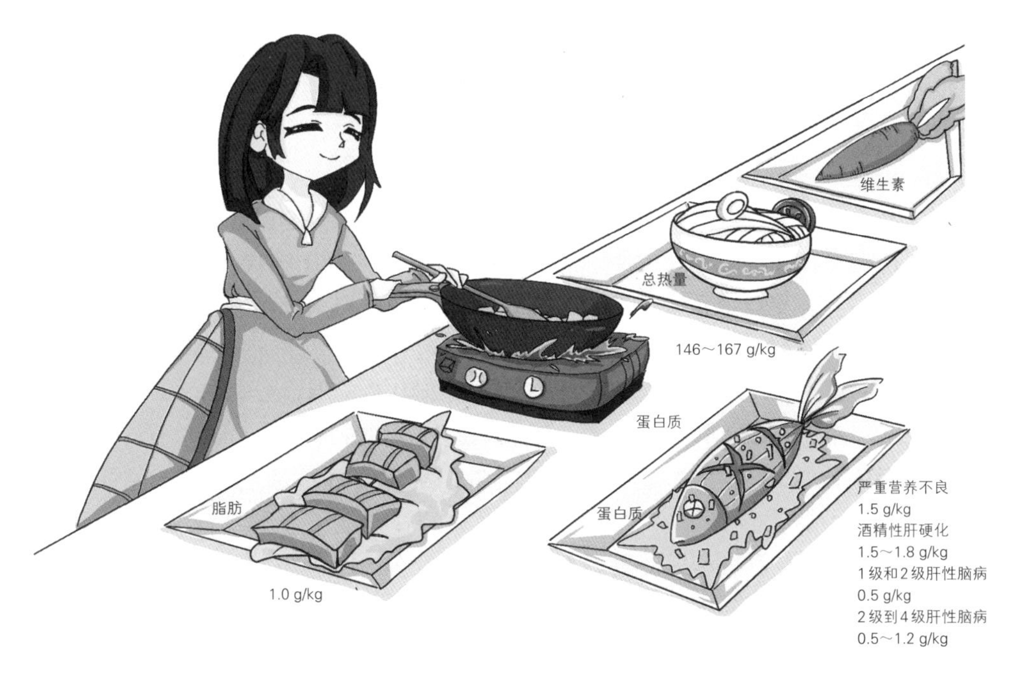

图4–14 失代偿期肝硬化合并DM的营养治疗

2. 蛋白质及氨基酸

对于严重营养不良的失代偿期肝硬化患者，蛋白质摄入量应为1.5 g/(kg·d)，对于酒精性肝硬化患者，蛋白质摄入量可增加到1.5～1.8 g/(kg·d)。肝性脑病Ⅰ级和Ⅱ级患者的摄入量为0.5 g/(kg·d)，当肝性脑病得到控制后，蛋白质的摄入量可适当增加；Ⅱ级和Ⅳ级肝性脑病患者蛋白质的摄入量为0.5～1.2 g/(kg·d)。用于肝性脑病的纠正时，可静脉滴注支链氨基酸制剂，证据显示长期口服支链氨基酸（branched chain amino acid，BCAA）补充剂可能对肝硬化患者有益，但目前没有长期应用的报道。近年来，有证据认为肝性脑病患者能耐受正常蛋白饮食并且从中获益，关于氮源的摄入，大多数专家认为对于反复出现肝性脑病或持续肝性脑病的患者，建议摄入富含植物蛋白质和乳清蛋白质的氮源，尽量避免动物蛋白质的摄入，植物蛋白质饮食比等氮肉类蛋白质饮食含有更多的膳食纤维，纤维具有益生元特性，可使食物运输时间缩短，肠道内pH值降低，氨由粪便排泄增加。虽然在肝硬化和肝性脑病患者中使用植物蛋白饮食有很好的理论基础，但目前仍缺少临床研究的数据支持。

3. 脂肪

中/长链脂肪乳剂被认为是肝功能不全患者比较理想的能源物质。对于肝硬化患者，脂肪乳剂供给量应在1.0 g/(kg·d)左右；失代偿期肝硬化患者不宜超过

1.0 g/(kg·d)，输注速度为0.11 g/(kg·h)。2020年ESPEN指南推荐，如发生胰岛素抵抗，给予葡萄糖治疗的同时，应给予脂肪0.8～1.2 g/(kg·d) 来满足能量需求。

4.维生素及微量元素

维生素、微量元素的缺乏是肝病的共同特点，对于需要营养支持的肝脏疾病患者，几乎都存在微量营养素的亚临床缺乏，因此，对于失代偿期肝硬化患者，口服补充维生素及微量元素是合理的。对于不能经口摄入维生素和矿物元素的患者，可通过静脉途径补充水溶性及脂溶性维生素和微量元素注射液制剂。国内有研究发现，88.5%的慢加急性肝衰竭患者摄入维生素B_1不足或缺乏，最低摄入量未达到正常人的1/10。肝硬化患者，锌和硒的缺乏非常常见，有研究认为锌和硒的补充能够改善肝硬化患者氨基酸的代谢，从而使肝性脑病得到改善。尽管ASPEN根据经验推荐补充锌和硒，但关于硒的补充能够改善肝性脑病的研究，目前仍存在争议且没有统一的推荐剂量。

（四）肝衰竭合并DM的营养治疗

1.总热量

2020年ESPEN肝病的临床营养实践指南建议对急性肝衰竭患者推荐每日能量供给量为1.2～1.3倍REE，对慢加急性（亚急性）肝衰竭和慢性肝衰竭目前国外尚无明确的推荐意见。我国肝衰竭诊治指南（2018年版）对于慢加急性（亚急性）肝衰竭及慢性肝衰竭患者，推荐能量供应量按每天146～167 kJ/kg计算，治疗过程中预防低血糖十分重要，每日葡萄糖的供给量推荐为2～3 g/kg，同时注意定期监测血糖，对于合并DM的患者，应注意胰岛素过量，并避免使用引起低血糖的降糖药物，能够经口进食患者建议改变饮食摄入模式，少量多餐，每日4～6餐，包括睡前加餐，睡前加餐应以富含碳水化合物食物为主。

2.蛋白质及氨基酸

2020年ESPEN指南指出，对急性或超急性肝衰竭应谨慎使用静脉氨基酸制剂，推荐应用肠内营养补充蛋白质、糖、维生素。对于急性肝衰竭和亚急性肝衰竭患者，可适当给予氨基酸（每日0.8～1.2 g/kg，肠外营养）或者蛋白质（每日0.8～1.2 g/kg，肠内营养）以维持蛋白合成代谢。见图4-15。鉴于国内以往临床研究实践经验，即使肝功能正常的外科患者接受氮0.25 g/(kg·d)（约1.5 g氨基酸）的肠外营养5天后，肝功能常有损害。所以欧洲指南推荐的肠外营养支持中氨基酸制剂剂量，在国内使用时应按肝功能情况适当减量。肠内营养时可以接受欧洲指南的推荐剂量，首选应该是肠内营养支持。

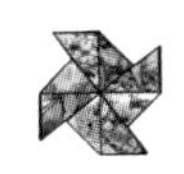

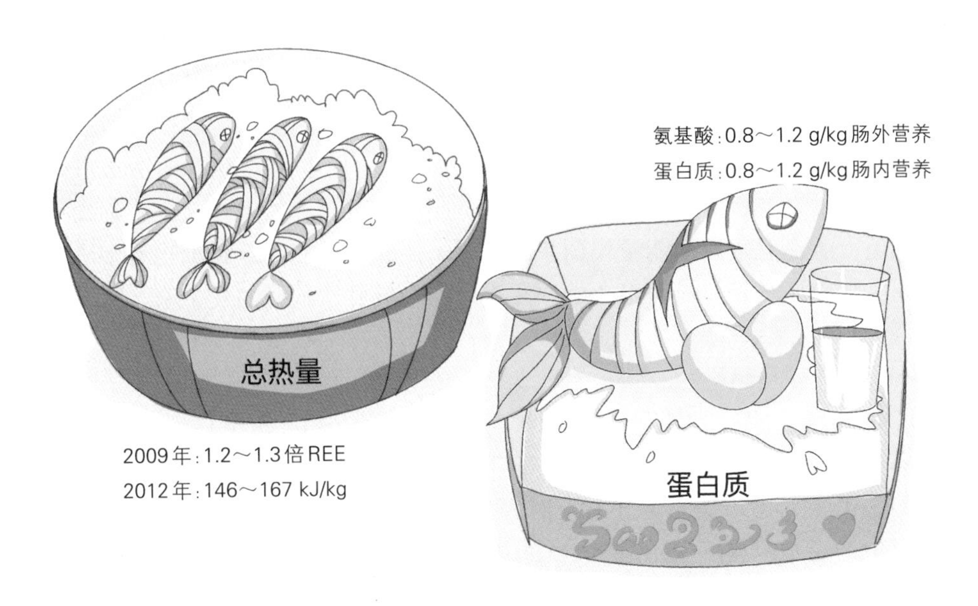

图4-15　肝衰竭合并DM的营养治疗

（五）慢性肝病合并DM的营养治疗干预方式

1. 营养治疗干预途径的选择

无论患者肝功能处于代偿期、失代偿期肝硬化或肝衰竭阶段，若没有咳嗽和吞咽反射功能障碍，可以达到能量和蛋白质的摄入目标，推荐口服摄入膳食提供能量。与肠内营养（enteral nutrition，EN）或肠外营养（parenteral nutrition，PN）相比，常规饮食的口服摄入对肠道黏膜完整性的维持和保护肠道微生物菌群有益。对于可以经口摄入，但达不到目标需求量或营养素摄入不均衡、不够全面时，应该通过管饲方式给予肠内营养制剂或给予口服营养补充（oral nutritional supplement，ONS），以达到改善营养不良状况和维持体重的目的，并定期进行适当的营养评估观察。对于重症肝病患者不能通过正常经口摄入和/或ONS来满足其能量需求时，应使用EN。研究认为肠内营养与患者短期生存率和长期生存率密切相关，而且能够改善感染、肝功能障碍和肝性脑病的治疗预后。通常情况下，选择肠内营养需要满足以下两个条件：（1）胃肠道功能基本正常；（2）通过口服膳食的方式不能摄入足够营养素。但当患者存在胃肠道功能障碍、完全肠内营养不能满足目标需要量、无法耐受肠内营养支持、肠内营养出现不良反应或热量供应不足等存在严重营养不良时，需应用补充性肠外营养支持。

2. 营养治疗热量摄入时机的选择

对于肝硬化患者，每日热量摄入时机对于底物利用变化的影响非常重要，应

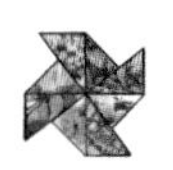

该避免过度利用糖异生来维持内脏葡萄糖输出。ASPEN及ESPEN均推荐：肝硬化患者应改变饮食摄入模式，应尽量避免长时间禁食，白天禁食时间不应超过3～6 h，推荐采取少吃多餐的方法，每日4～6餐可以缩短饥饿的时间，睡前加餐可以改善机体的总蛋白质摄入状况。国内1项对60例不同Child-Pugh分级肝硬化患者的研究发现，睡前加餐可以有效地减低脂肪和蛋白质的氧化，改善葡萄糖不耐受现象，患者氮平衡和能量代谢状态得到一定程度的改善。目前也有多项RCT研究证实睡前加餐能够提高患者的生活质量，降低肝性脑病的发生率，延长生存时间。

3. 营养治疗总热量的控制

肝硬化患者的每日能量供应量推荐按146～167 kJ/(kg·d）计算，对于非营养不良或无营养风险的代偿期肝硬化患者，普通膳食中蛋白质的摄入量为1.2 g/(kg·d)；对于严重营养不良失代偿期的肝硬化患者，蛋白质摄入量推荐为1.5 g/(kg·d)，肝性脑病患者蛋白质的摄入量为0.5～1.2 g/(kg·d)，对于蛋白质“不耐受”的肝硬化患者，应增加口服植物蛋白或BCAA以促进蛋白质摄入。对于肝硬化及肝衰竭患者，存在明显的维生素不足需要特别治疗，建议补充多种维生素制剂、微量元素制剂和水分。

（六）慢性肝病合并DM患者饮食计算方法及分配

按照患者的性别、年龄、身高、体重和劳动强度计算每日所需总热量及蛋白质、脂肪、糖类的比例。现举例如下。

一男性糖尿病患者，45岁，身高175 cm，体重80 kg，轻体力劳动。计算患者的标准体重为70 kg，患者80 kg，稍超重，总热量按每千克体重125 kJ计算，需125×70=8750 kJ/d，糖类提供热量：8750×60%=5250 kJ，换算成主食质量为315（g）÷75×2=8.4（两），8.4（两）-1.5（两）（减去肉蛋水果蔬菜等食物中糖类的含量）＝6.9（两）。因患者体重略高于标准体重，可先给予6.5两，以后再调整（以100 g米或面糖类75 g计算）。

蛋白质含量：8750×15%=1312.5（kJ），1312.5÷16.7=78.6（g）

脂肪含量：2100×25%=2187.5（kJ），2187.5÷37.7＝58.1（g）

初步确定每天所需总热量后，以后根据治疗反应，糖尿病血糖控制状况及体重等变化，加以调整，肥胖者治疗后体重仍无下降或反而上升，应再减少热量。消瘦者如体重不增加，应适当增加总热量。总的目的是使体重接近标准体重。

（尹鸿涛）

参考文献

[1]KHAN N Z, MUTTALIB M A, SULTANA G S, et al. Study of Thyroid Disorders

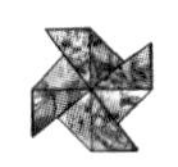

among Type 2 Diabetic Patients Attending a Tertiary Care Hospital[J]. Mymensingh Medical Journal,2017,26(4):874-878.

[2]CHEN R H,CHEN H Y,MAN K M,et al. Thyroid diseases increased the risk of type 2 diabetes mellitus[J]. MMJ,2019,98(20):97-99.

[3] STEFANOWICZ-RUTKOWSKA M M, BARANOWSKA-JURKUN A, MATUSZEWSKI W,et al.Thyroid dysfunction in patients with diabetic retinopathy[J]. Endokrynol Pol, 2020,71(2): 176-183.

[4]田浩明,贾海燕.甲状腺功能亢进症伴糖尿病的诊断和治疗[J].中国实用内科杂志,2006,26(9):651-652.

[5]JENKINS R C,VALCAVI R,ZINI M,et al. Association of elevated insulin-like growth factor binding protein-1 with insulin resistance in hyperthyroidism[J]. Clin Endocrinol(Oxf), 2000,52(2):187-195.

[6]BECH K,DAMSBO P,ELDRUP E,et al. Beta-cell function and glucose and lipid oxidation in Graves' disease[J]. Clin Endocrinol(Oxf), 1996,44(1):59-66.

[7]VENDITTI P,REED T T,VICTOR V M,et al. Insulin resistance and diabetes in hyperthyroidism: a possible role for oxygen and nitrogen reactive species[J]. Free Radic Res, 2019,53(3):248-268.

[8]谢永红.甲亢合并糖尿病的饮食护理[J].中国医药导报,2011,8(1):95-95.

[9]徐英杰,吴维华.甲亢合并糖尿病饮食护理的注意事项[J].中国现代药物应用,2010,(20):213-214.

[10]POTENZA M,VIA M A,YANAGISAWA R T. Excess thyroid hormone and carbohydrate metabolism[J]. Endocr Pract, 2009,15(3):254-262.

[11]黄秋佳,肖丽云.甲亢合并糖尿病的饮食护理分析[J].临床医药文献电子杂志,2019,6(70):65.

[12] SONG F, BAO C, DENG M, et al. The prevalence and determinants of hypothyroidism in hospitalized patients with type 2 diabetes mellitus [J]. Endocrine, 2017,55(1): 179-85.

[13]OKTAYOGLU P,NAS K,KILINC F,et al. Assessment of the Presence of Carpal Tunnel Syndrome in Patients with Diabetes Mellitus, Hypothyroidism and Acromegaly [J]. J Clin Diagn Res,2015,9(6): 14-18.

[14]NAIR A,JAYAKUMARI C,JABBAR P K,et al. Prevalence and Associations of Hypothyroidism in Indian Patients with Type 2 Diabetes Mellitus [J]. J Thyroid Res, 2018,8(9):5386129.

[15] GRONICH N, DEFTEREOS S N, LAVI I, et al. Hypothyroidism is a Risk Factor for New - Onset Diabetes: A Cohort Study [J]. Diabetes Care, 2015, 38(9): 1657-1664.

[16] ALSOLAMI A A, ALSHALI K Z, ALBESHRI M A, et al. Association between type 2 diabetes mellitus and hypothyroidism: a case - control study[J]. Int J Gen Med, 2018, 11:457-461.

[17] AL-KHALDI A, SULTAN S. The expression of sirtuins, superoxide dismutase, and lipid peroxidation status in peripheral blood from patients with diabetes and hypothyroidism [J]. BMC Endocr Disord, 2019, 19(1): 19.

[18] YELIOSOF O, SILVERMAN L A. Veganism as a cause of iodine deficient hypothyroidism [J]. J Pediatr Endocrinol Metab, 2018, 31(1): 91-94.

[19] BABIKER A, ALAWI A, AL ATAWI M, et al. The role of micronutrients in thyroid dysfunction [J]. Sudan J Paediatr, 2020, 20(1): 13-19.

[20]黄莉娟.甲状腺功能减退症的饮食管理[J].中国实用乡村医生杂志,2008(11):11-12.

[21]雷永华,李红,徐蓉娟.糖尿病与甲状腺功能减退相关关系的研究进展[J].实用医学杂志,2011,27(16):2894-2896.

[22]佚名.甲状腺功能减退的治疗及饮食[J].中国社区医师,2020,36(14): 157.

[23]方明双,许宾雄.2型糖尿病患者合并亚临床甲状腺功能减退症对颈动脉粥样硬化的影响[J].糖尿病新世界,2020,23(21): 51-2+5.

[24]安秀容.甲状腺功能减退孕妇如何治疗及注意饮食[J].东方药膳,2019,(17): 232.

[25] MAJOR T J, DALBETH N, STAHL E A, et al. An update on the genetics of hyperuricaemia and gout[J]. Nat Rev Rheumatol, 2018, 14(6):341-353.

[26] CHOI H K, ZHU Y, MOUNT D B. Genetics of gout[J]. Curr Opin Rheumatol, 2010, 22(2): 144-151.

[27] LIU R, HAN C, WU D, et al. Prevalence of hyperuricemia and gout in mainland China from 2000 to 2014: a systematic review and meta-analysis[J]. Biomed Res Int, 2015, 2015: 762820.

[28] ZHU Y, PANDYA B J, CHOI H K. Comorbidities of gout and hyperuricemia in the US general population: NHANES 2007-2008 [J]. Am J Med, 2012, 125(7): 679-687.

[29] YU S, CHEN Y, HOU X, et al. Serum uric acid levels and diabetic peripheral

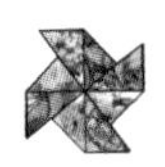

neuropathy in type 2 diabetes: a systematic review and meta - analysis [J]. Mol Neurobiol,2016,53(2):1045-1051.

[30]JIA Z,ZHANG X,KANG S,et al. Serum uric acid levels and incidence of impaired fasting glucose and type 2 diabetes mellitus: a meta-analysis of cohort studies [J]. Diabetes Res Clin Pract,2013,101(1): 88-96.

[31]XU Y,ZHU J,GAO L,et al. Hyperuricemia as an independent predictor of vascular complications and mortality in type 2 diabetes patients: a meta-analysis[J]. PLoS One,2013,8(10): e78206.

[32] TOYOKI D, SHIBATA S, KURIBAYASHI - OKUMA E, et al. Insulin stimulates uric acid reabsorption via regulating urate transporter 1 and ATP-binding cassette subfamily G member 2 [J]. Am J Physiol Renal Physiol,2017,313(3): F826-F834.

[33] NAKAGAWA T, LANASPA M A, JOHNSON R J. The effects of fruit consumption in patients with hyperuricaemia or gout[J]. Rheumatology(Oxford),2019,58(7):1133-1141.

[34]BEYL R J,HUGHES L,MORGAN S. Update on importance of diet ingout[J]. Am J Med,2016,129(11):1153-1158.

[35]NEOGI T,CHEN C,CHAISSON C,et al. Drinking water can reduce the risk of recurrent gout attacks[J]. Arthritis Rheum,2009,60:2038.

[36]ZHAO Q,WANG L,WU X,et al."Shi Han Quan"natural soda water prevents development of gout[J]. Int J Rheum Dis,2018,21(1):330-337.

[37]BIERNATKALUZA E K,SCHLESINGER N. Lemon juice reduces serum uric acid level via alkalization of urine in gouty and hyperuremic patients-a pilot study[J]. Ann Rheum Dis,2015,74:774.

[38] LATOURTE A, BARDIN T, CLERSON P, et al. Dyslipidemia, alcohol consumption,and obesity as main factors associated with poor control of urate levels in patients receiving urate-lowering therapy[J]. Arthritis Care Res(Hoboken),2018,70(6):918-924.

[39]黄叶飞,杨克虎,陈澍洪,等.高尿酸血症/痛风患者实践指南[J].中华内科杂志,2020,59(7):9.

[40]YU S,CHEN Y,HOU X,et al. Serum uric acid levels and diabetic peripheral neuropathy in type 2 diabetes: a systematic review and meta - analysis [J]. Mol Neurobiol,2016,53(2):10451051.

[41]中华医学会糖尿病学分会.中国糖尿病医学营养治疗指南(2013)[J].中

华糖尿病杂志，2015，10(7)：73-88.

[42]中华医学会感染病学分会肝衰竭与人工肝学组，中华医学会肝病学分会重型肝病与人工肝学组. 肝衰竭诊治指南(2018年版)[J]. 中华临床感染病杂志，2018，11(6)：401-410.

[43] BISCHOFF S C, BERNAL W, DASARATHY S, et al. ESPEN practical guideline: Clinical nutrition in liver disease[J]. Clin Nutr, 2020, 39(12): 3533-3562.

[44]GARCIA-COMPEAN D, JAQUEZ-QUINTANA J O, MALDONADO-GARZA H. Hepatogenous diabetes. Current views of an ancient problem[J]. Ann Hepatol, 2009, 8(1): 13-20.

[45] AMODIO P, BEMEUR C, BUTTERWORTH R, et al. The nutritional management of hepatic encephalopathy in patients with cirrhosis: International Society for Hepatic Encephalopathy and Nitrogen Metabolism Consensus [J]. Hepatology (Baltimore, Md), 2013, 58(1): 325-336.

[46] PLAUTH M, CABRÉ E, CAMPILLO B, et al. ESPEN Guidelines on Parenteral Nutrition: hepatology[J]. Clinical Nutrition, 2009, 28(4): 436-444.

[47] MOUZAKI M, NG V, KAMATH B M, et al. Enteral Energy and Macronutrients in End-Stage Liver Disease [J]. Journal of Parenteral and Enteral Nutrition, 2014, 38(6): 673-681.

[48] CEDERHOLM T, BARAZZONI R, AUSTIN P, et al. ESPEN guidelines on definitions and terminology of clinical nutrition [J]. Clinical Nutrition, 2017, 36(1): 49-64.

[49]NEY M, VANDERMEER B, ZANTEN S, et al. Meta-Analysis: Oral or enteral nutritional supplementation in cirrhosis[J]. Alimentary Pharmacology & Therapeutics, 2013, 37(7): 672-679.

[50] RINELLA M E, LOOMBA R, CALDWELL S H, et al. Controversies in the Diagnosis and Management of NAFLD and NASH.[J]. Gastroenterology & Hepatology, 2014, 10(4): 219.

[51] ANSTEE Q M, TARGHER G, Day C P. Progression of NAFLD to diabetes mellitus, cardiovascular disease or cirrhosis. [J]. Nature Reviews Gastroenterology & Hepatology, 2013, 10(6): 330.

[52]陆伦根，曾民德. 非酒精性脂肪性肝病的治疗——行为纠正、饮食和运动[J]. 中华肝脏病杂志，2005，13(2)：138-138.

[53]北京医学会肠外肠内营养学会专业委员会. 慢性肝病患者肠外肠内营养支持与膳食干预专家共识[J]. 中华肝胆外科杂志，2017，23(2)：9.

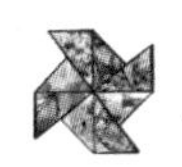

[54]陈光榆,范建高.糖尿病合并肝病的机制及其处理对策[J].中华肝脏病杂志,2014,22(003):171-173.

[55]邵竞楠.乙肝肝硬化失代偿期合并糖尿病患者的饮食指导[J].糖尿病新世界,2021,24(01):62-64.

[56]中国医疗保健国际交流促进会营养与代谢管理分会,中国营养学会临床营养分会,中华医学会糖尿病学分会,中华医学会肠外肠内营养学分会,中国医师协会营养医师专业委员会.中国糖尿病医学营养治疗指南2022年版[J].中华糖尿病杂志,2022,14(9):881-933

第五章　糖尿病特殊时期的营养治疗

第一节　儿童糖尿病的营养治疗

一、概述

儿童糖尿病大多为1型糖尿病。随着全民营养状况的改善，儿童2型糖尿病的发病率在逐年上升。除此之外，单基因糖尿病也是儿童糖尿病的重要类型。不管哪种类型的糖尿病，营养治疗的原则基本相同。糖尿病治疗的“五驾马车”包括饮食、运动、药物、病情监测及自我管理等，营养治疗是糖尿病治疗的基础，是“驾辕马”，所以糖尿病的营养治疗具有非常重要的意义。由于普遍认为糖尿病患者应该控制饮食，过于严格的饮食控制会导致患者营养不良，尤其对于儿童来讲，处于生长发育阶段，必须有充足的蛋白质、脂肪、碳水化合物、维生素、微量元素（铁、锌等）和纤维素供给，所以将儿童糖尿病营养治疗明确为营养治疗更符合其治疗目标。

二、临床特点

（一）儿童糖尿病营养治疗的原则

1.提供足够热量、蛋白质和纤维素，保证儿童正常生长发育，尤其年龄幼小者更为重要。适当地控制脂肪摄入，较严格地控制碳水化合物摄入。

2.在保证生长发育前提下，如果血糖不能控制在正常范围内，可通过调整胰岛素剂量、注射时间和剂型加以调节。

（二）儿童糖尿病治疗目的

1.维持儿童正常生长和性发育；

2.避免或减少酮症、酮症酸中毒发生，尿糖酮体大多数时间应为阴性；

3.消除或减轻糖尿病症状；

4.维持正常血脂水平；

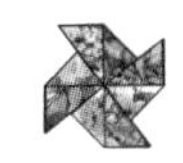

5. 尽量减少血糖和情绪的剧烈波动；

6. 糖化血红蛋白HbA1c保持在6.0%～7.0%之间。

7. 早期发现和治疗微血管和眼部并发症。

三、儿童糖尿病的营养治疗

（一）糖尿病患者不同年龄阶段的营养需求差异

根据中国营养学会、中国营养学会妇幼营养分会制定的婴幼儿喂养指南关键推荐示意图/平衡膳食宝塔，对不同年龄阶段的儿童营养需求有了大致的指导，每一餐的详细方案需专业的营养师来指导完成。见图5-1、图5-2、图5-3。

尽早开奶
第一口吃母乳
纯母乳喂养
不需要补钙
每日补充维生素D 400IU
顺应喂养
婴儿配方奶不是理想食物
定期测量体重和身长

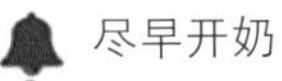

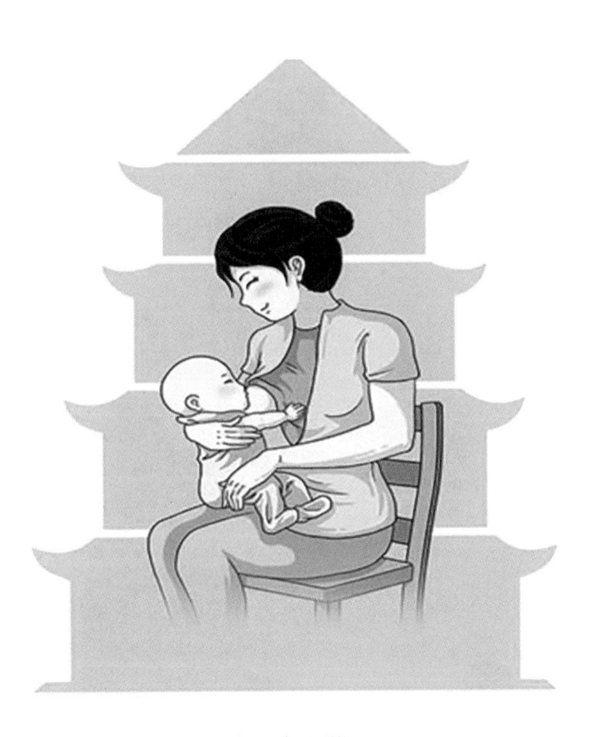

图5-1　中国0—6月龄婴幼儿平衡膳食宝塔

继续母乳喂养
满6月龄开始添加辅食
从富铁的泥糊状辅食开始
母乳或奶类充足时不需补钙
需要补充维生素D
顺应喂养，鼓励逐步自主进食
逐步过渡到多样化膳食
辅食不加或少加盐和调味品
定期测量体重和身长
饮食卫生、进食安全

7～12月龄 13～24月龄
盐 不建议额外添加 0～1.5 g
油 0～10 g 5～15 g
肉蛋禽鱼类
鸡蛋 15～50 g 25～50 g
（至少1个蛋黄）
肉禽鱼 25～75 g 50～75 g
蔬菜类 25～100 g 50～150 g
水果类 25～100 g 50～150 g
继续母乳喂养，逐步过渡到谷类为主食
母乳 700～500 mL 母乳600～400 mL
谷类 20～75 g 50～100 g
不满6月龄添加辅食，须咨询专业人员做出决定

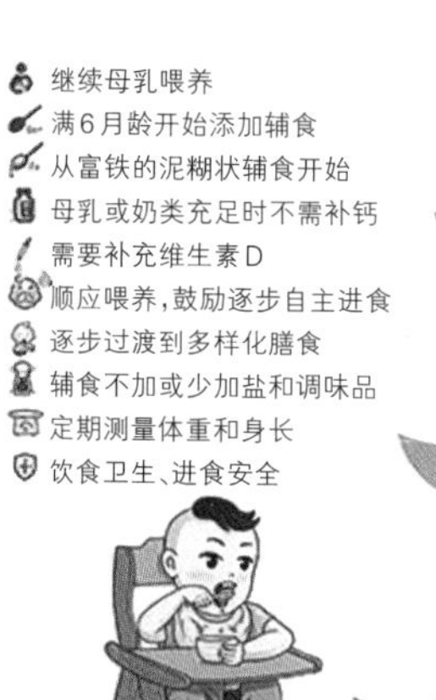

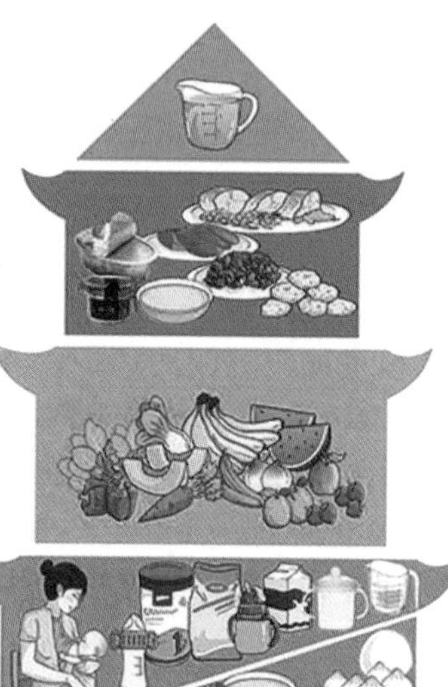

图5-2 中国7—24月龄婴幼儿平衡膳食宝塔

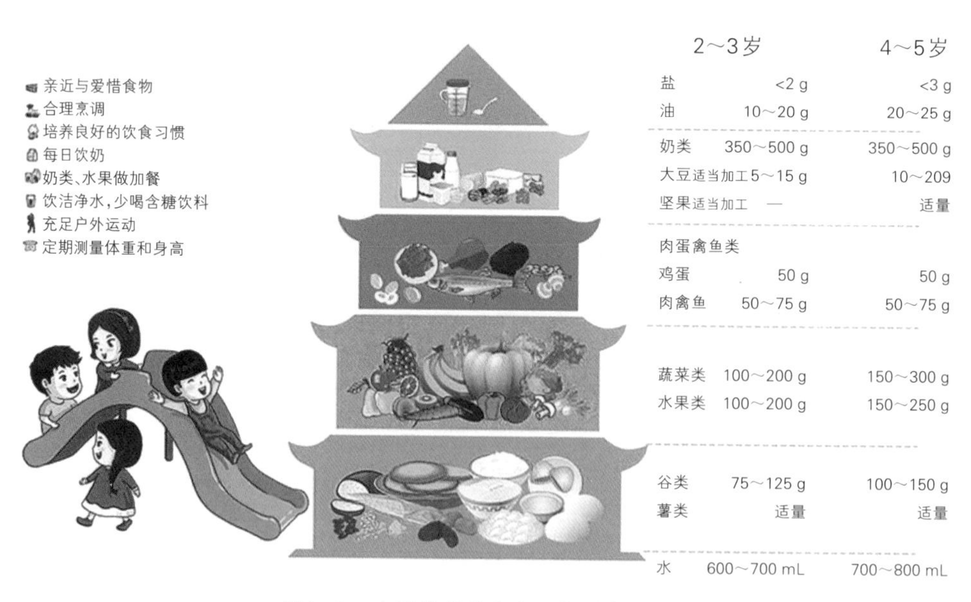

图5-3 中国学龄前儿童平衡膳食宝塔

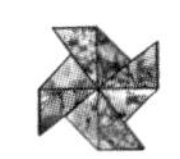

（二）儿童糖尿病营养治疗的原则与要求

1.要求进食定时、定量、定餐，严禁暴饮暴食

适当控制饮食以减轻胰岛素β细胞负担，并避免酮症酸中毒，但患儿正处于生长发育阶段，应满足其营养需要，不宜过分限制。既要考虑到要通过调节饮食模式来控制患儿的血糖水平，又要考虑到所供给的热能要适宜及各大营养素要均衡，并随着患儿年龄增长增加饮食量。营养治疗方法结合年龄、体重、病情、胰岛素注射液、体力活动强度、营养状况、生长发育需要及饮食习惯，设计最适宜的热量及营养素个体化治疗方案。

2.具体要求

（1）热量供给

一般总热量每日控制在8368 kJ（2000 kcal）之内，每日总热量等于4186 kJ（1000 kcal)+(年龄-1)×(80～100)。

在热量供给范围内根据患儿情况，消瘦者多给，肥胖者少给。治疗初期，大多数患儿血糖仍不稳定且偏高，热量供给应由低到高逐步递增，直至将热量供给调整到标准范围内。儿童糖尿病患儿的热能供给量不宜控制过严，一定要满足患儿生长需求，避免长期热量供给不足而导致生长发育不良。全日热量分配按4餐，其中早餐占2/10、中餐占3/10、晚餐占3/10、夜餐占2/10，血糖控制稳定后可在两餐之间加1～2餐瓜果餐，并注意选食含糖量较低的瓜果。

如进食代糖食品时，应将其热量计算在全日总热量之内，相应减少当餐进食热量。高碳水化合物膳食能够增强细胞内的葡萄糖代谢，碳水化合物供给量约占总热量的55%，以米、面粉类多糖、淀粉类制品为主。尽量选择血糖指数低的食物，避免使用单糖及双糖。

（2）营养成分组成和三餐分配

蛋白质提供的热量占总热量的20%左右，脂肪提供的热量占总热量的25%左右，如脂肪含量太高，儿童常常不能耐受，余下全部热量由碳水化合物供给。三餐分配，一般以少量多餐适宜，多餐可避免由于一次集中进食引起血糖上升过高。正餐3次加2次点心，每次正餐占总热量的2/8，点心占总热量的1/8，早点心在胰岛素注射后3 h，午餐在早晨注射胰岛素后5 h，下午点心应在早晨胰岛素注射后7～8 h，如加夜点心，应在晚餐前注射胰岛素后3 h，临睡前加点心，最好用高蛋白质、低碳水化合物，以便夜间从糖异生中得到碳水化合物。糖尿病饮食时间应尽量少变动。正餐间加些点心可避免低血糖的发作。蛋白质食物中应以动物蛋白质为主，因动物蛋白质含有较丰富的必需氨基酸。脂肪应限制在总热量的25%左右，其中饱和脂肪酸占1/3，余下为不饱和脂肪酸，前者胆固醇含量高，后者胆固醇含量低，现今很多人认为进食含较多不饱和脂肪酸有益于健康，可能

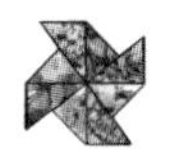

减少今后心血管疾病并发症。糖亦称碳水化合物，自然界存在的糖类化合物包括淀粉、糖原、蔗糖和葡萄糖等，糖不是必需营养素，它可通过糖异生作用从其他物质（主要是某些氨基酸）合成所需要的糖。但低糖饮食常常造成代谢不平衡，如高蛋白质低糖饮食可造成蛋白质代谢不平衡，从尿中排出的氮量高；增加糖的摄入，可防止钾的丢失。又如低糖、高脂肪饮食，可造成代谢性酸中毒等，所以糖尿病患儿饮食中必须有一定量的糖。

蛋白质的摄入量要能充分保证正常的生长发育和机体功能。糖尿病患者体内糖异生作用旺盛，蛋白质消耗量增大，且儿童的生长发育需要大量的蛋白质，应适当增加蛋白质的供给量，其中1/2～2/3来自动物蛋白，约1/3～1/2来自植物蛋白。植物蛋白首选大豆及其制品，因大豆含的纤维成分对降低血糖和胆固醇有帮助，并能改善葡萄糖耐量。

由于糖尿病患者患冠状动脉疾病的危险大，因此脂肪供给不宜过多，约占总热能的25%，并适当限制饱和脂肪酸的摄入量，如动物脂肪（鱼油除外）、椰子油等。胆固醇的摄入每日不超过300 mg。

（3）营养方式

普通食物中粗粮优于精白米、面粉，米糠、麦麸中含有较丰富的B族维生素。水果中含葡萄糖、果糖和蔗糖，容易吸收，对病情控制不良，不宜多吃，另一些含糖量丰富的蔬菜如蒜苗、扁豆亦应少吃，而含糖量少的（1%～3%）蔬菜如白菜、油菜、黄瓜、西红柿等可以多吃。

纤维素食物对糖尿病患儿非常重要，每餐饮食中还需要有一定量的纤维素食物。纤维素在肠道内吸收水分后膨胀，形成网络状，使食物与消化酶不能充分接触，使糖的吸收缓慢而均匀，从而改善糖的代谢。增加食物中纤维素的摄入能减少葡萄糖的吸收，降低血糖和血脂浓度，促进有毒物质的排泄，减轻患者的饥饿感。纤维素是由几千个葡萄糖单位经B-1,4-糖苷键连并不分叉的葡聚糖。纤维素分子由排列规则的微小结晶区域（占85%）和排列不规则无定形区域（占15%）组成。纤维素是自然界中最丰富的有机物，它是构成植物的主要成分，植物种子皮含纤维素很高，如玉米皮含纤维素达92.1%，豆类皮含86.7%，蔬菜中含纤维素较高的有青菜、芹菜、南瓜等。糖尿病患者一般通过增加蔬菜、豆类、燕麦片等的供给来提高膳食纤维的摄入量。

糖尿病饮食方法指导是糖尿病营养治疗中较重要的一个环节，教会家长记录每日血糖情况以及胰岛素用量，通过观察进食量、胰岛素用量、运动量来监测血糖水平。

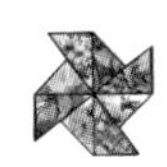

（三）营养治疗方案的选择

1.理想的营养治疗方案

（1）进餐计划应该提供一致的碳水化合物摄入。采用常规固定胰岛素方案且需要营养处方的儿童患者尤应如此。有少量患者采用了极低碳水化合物膳食，这或许可改善血糖控制。然而，这类膳食在儿童和青少年中的可持续性、对体格生长和发育的影响，以及其长期安全性和有效性均未进行过评估。

（2）进餐计划必须个体化，以顺应儿童的饮食偏好、饮食文化模式和时间表。对于年幼儿童，餐时行为和饮食习惯可能会使快速给药的胰岛素疗法更加复杂，因为他们可能不能吃完全部食物和存在挑食行为。很多患者在初诊糖尿病时都会出现体重减轻。由于胰岛素的使用、补液和充足的能量摄入，减轻的体重通常会在治疗的最初几个星期恢复。

2.胰岛素的剂量调整

在摄入量增加的这一段时间，患儿常需要大量的胰岛素来控制其血糖水平。在减轻的体重恢复后，有必要继续进行生长评估（如体重、身高和BMI），来监测膳食摄入和血糖控制是否充分。良好的血糖控制是正常生长发育所必需的。胰岛素给药过多，进入青春期后或初始体重恢复后未调整胰岛素剂量，可能会导致体重过度增加，因为患儿会尝试通过过量饮食来治疗低血糖。如果患儿体重超重，则可能需要减少热量摄入。

3.与注册营养师共同制定营养治疗方案

邀请在儿童营养和糖尿病治疗方面有经验的注册营养师会诊是儿童糖尿病管理的一个重要组成部分。营养师可提供以下方面的指导：食物对血糖浓度的影响、确保足够的营养摄入的膳食，以及关于碳水化合物计量的信息；对于采用强化方案治疗、需要根据消耗的碳水化合物对血糖的预期影响来调整餐前胰岛素给药量的患者，掌握碳水化合物计算方法及了解不同碳水化合物对血糖的影响尤其重要；对血糖的影响还取决于一餐中碳水化合物、脂肪和蛋白质间的平衡。

（成建国）

第二节　妊娠期糖尿病的营养治疗

一、概述

妊娠合并糖尿病可导致子痫前期、巨大儿、剖宫产等发生风险增加。对于妊娠合并糖尿病的患者，贯穿整个妊娠期的关键治疗目标是避免孕妇出现高血糖，

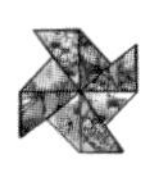

从而降低高血糖带来的多种妊娠不良结局的发生风险。众所周知，医学营养治疗是糖尿病的基础治疗手段，对于营养需求高而降糖手段相对局限的妊娠期，科学的营养治疗方案尤为重要。

（一）分类

妊娠合并糖尿病包括两种情况，分别是孕前糖尿病（pre-gestational diabetes mellitus，PGDM）和妊娠期糖尿病（gestational diabetes mellitus，GDM）。近年来国内外对妊娠合并糖尿病的诊断一直存在争议。我国目前主流的诊断标准是《妊娠合并糖尿病诊疗指南（2014）》中推荐使用的诊断标准。孕前已确诊的糖尿病和在妊娠期首次发现且血糖已达到糖尿病诊断标准的糖尿病均称为糖尿病合并妊娠，即孕前糖尿病。妊娠期糖尿病是指在妊娠期发生的糖代谢异常，一般指在妊娠24周后做75 g口服葡萄糖耐量试验，空腹、服糖后1 h、服糖后2 h，任一时间点血糖值分别超过5.1 mmol/L、10.0 mmol/L、8.5 mmol/L，但未达到糖尿病诊断标准。

据估计，2017年，全世界20岁～49岁妇女生出的活产婴儿中约有2130万婴儿（16.2%）受到妊娠期某种形式的高血糖影响。其中约1840万例是由妊娠期糖尿病引起的，占妊娠高血糖的86.4%，其他病因包括妊娠前发现的糖尿病（6.2%）和妊娠期发现的其他类型糖尿病（7.4%）。东南亚区域妊娠期高血糖的患病率最高，为26.6%，而非洲区域最低，为9.5%（图5-4），与糖尿病和糖尿病前期的患病率相似，绝大多数病例发生在低收入国家和中等收入国家。妊娠期高血糖患病率随年龄增长而增加。20～24岁年龄段的患病率为9.8%，45～49岁年龄段的患病率为45.1%。

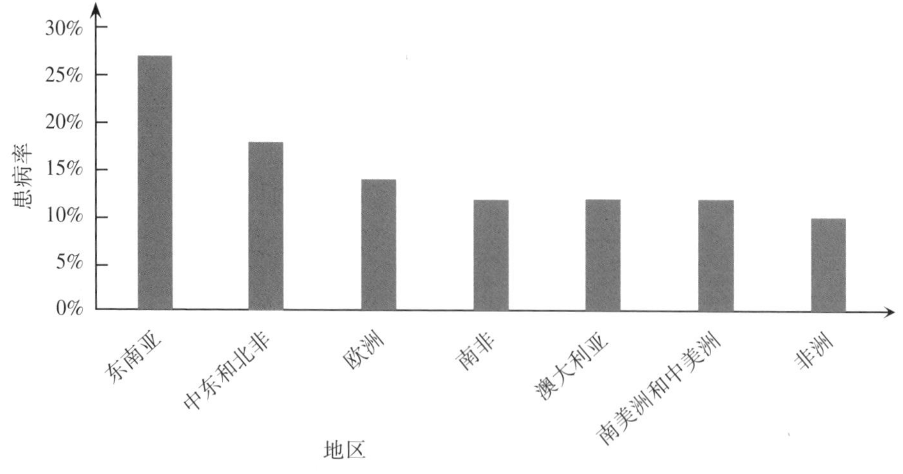

图5-4　不同地区20～49岁女性妊娠高血糖年龄调整的患病率

（来源于国际糖尿病联盟全球糖尿病地图：2017年全球糖尿病患病率）

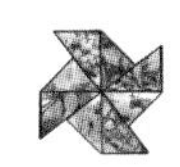

（二）妊娠期血糖异常对母、婴健康均有巨大的影响

1.对母体的影响

糖尿病孕妇出现泌尿道感染和霉菌性阴道炎的风险明显增加，还可因腹中胎儿血糖水平过高产生渗透性利尿，从而造成羊水过多；同时，妊娠合并糖尿病患者易合并酮症，如不及时纠正，严重者可导致酮症酸中毒；出现血管并发症时，并发妊娠高血压疾病；妊娠合并糖尿病孕妇易发生宫缩乏力，且巨大儿发生风险增加，导致产伤及剖宫产率增加；GDM患者产后出现2型糖尿病的风险亦显著增加。

2.对子代的影响

（1）孕早期

孕前糖尿病是胎儿先天畸形的主要危险因素，使胎儿心血管系统及神经系统畸形的风险增加，严重者可造成流产。

（2）孕后期

造成巨大儿及胎儿宫内窘迫的风险增加。

（3）出生后

发生新生儿低血糖的风险增加，子代发生糖尿病及肥胖的风险亦明显增加。

二、临床特点

（一）妊娠糖尿病的高危人群

1.孕前患有1型糖尿病或2型糖尿病；

2.糖尿病家族史；

3.孕前肥胖；

4.年龄大于30岁；

5.既往妊娠期诊断糖尿病或妊娠期间出现血糖过高；

6.分娩出生体重大于等于4 kg的胎儿；

7.反复流产、胚胎停育、死产；

8.患有多囊卵巢综合征。

（二）妊娠糖尿病的诊断

1.孕前糖尿病的诊断

符合以下两项中任意一项者，可确诊为孕前糖尿病：

（1）妊娠前已确诊糖尿病；

（2）妊娠期首次血糖检查时血糖达到糖尿病确诊条件。

2.妊娠期糖尿病的诊断

妊娠前未诊断糖尿病，妊娠24～28周及28周后首次做75 g口服葡萄糖耐量试验，测空腹、服糖后1 h、服糖后2 h血糖，任意一点血糖值分别超过5.1 mmol/L、10.0 mmol/L、8.5 mmol/L，但未达到糖尿病诊断标准。

三、妊娠合并糖尿病的营养治疗

（一）怀孕前的饮食推荐

中国营养学会妇幼营养分会指出，育龄妇女有准备、有计划地怀孕，是实现优孕、优生和优育的必要前提。备孕妇女的营养状况关系着本人及其下一代的健康状况。为保证成功妊娠、预防不良妊娠结局、提高生育质量，夫妻双方都应充分准备。

在一般人群膳食营养基础上，备孕妇女应特别补充以下3条内容：

1.调整孕前的体重

研究发现，母体孕前体重与众多妊娠结局（如新生儿出生体重、婴儿死亡率及孕期并发症等）密切相关。孕前低体重或肥胖的妇女发生不良妊娠结局可能性较高，备孕妇女应积极调整体重，可通过平衡膳食和适量运动等方式使BMI控制在18.5～23.9 kg/m²的范围。

（1）BMI小于18.5 kg/m²者可每天适量增加主食和蛋白类（肉、蛋、奶等）食物的摄入量来增加体重，根据个人习惯，每天可有1～2次的加餐。

（2）BMI大于等于28.0 kg/m²者应减少高能量、高脂肪、高糖食物的摄入，改变不良饮食习惯，可通过增加咀嚼次数、减慢进餐速度、延长进餐时间来避免过量进食，多选择富含膳食纤维、营养素密度高、血糖升高指数低的食物。同时，配合每天至少30 min中等强度的运动。

2. 摄入营养丰富的饮食

（1）吃含铁丰富的食物

含铁丰富的食物有动物血、肝脏及红肉等，三餐中均该有50～100 g瘦畜肉，最好每周进食一次25～50 g动物血或动物肝脏。同时摄入含维生素C较多的蔬菜和水果以提高铁的吸收与利用率。

（2）补充碘

孕期对碘的需要量会增加，孕期缺碘对胎儿也有严重危害，备孕妇女每日应摄入成人推荐剂量碘，约120 μg/d，大致为6 g碘盐。此外，每周可额外摄入富含碘的食物（如海鲜、海带、紫菜），以增加碘的储备。

（3）孕前3个月补充叶酸

备孕妇女每日补充叶酸0.4 mg，每月可至社区卫生服务站领取免费叶酸，这是国家目前备孕和妊娠期间重要的营养干预政策。

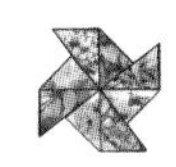

3. 保持健康的生活方式

备孕夫妻均应做好充分的身体和心理准备：

（1）孕前戒烟禁酒至少半年；

（2）纠正不良的饮食习惯，尽量避免营养素的缺乏；

（3）尽量进行全身体检，纠正不良的卫生习惯及生活习惯，避免带病怀孕，规律生活，避免熬夜，适量运动。

中国营养学会指导妇幼营养分会根据《中国居民膳食指南2022年版》绘制的中国备孕妇女平衡膳食宝塔见图5-5。

叶酸补充剂0.4 mg/d
贫血者在医生指导下补充铁剂
每天30 min以上中等强度运动
监测体重，调整体重至适宜范围
愉悦心情，充足睡眠
饮洁净水，少喝含糖饮料
不吸烟，远离二手烟
不饮酒
加碘食盐 5 g
油 25 g
奶类 300 g
大豆/坚果 15 g/10 g
肉禽蛋鱼类 130～180 g
瘦禽肉 40～65 g
每周一次动物血或畜禽肝脏
鱼虾类 40～65 g
蛋类 50 g
蔬菜类 300～500 g
每周至少一次海藻类
水果类 200～300 g
谷类 200～250 g
——全谷物和杂豆 75～100 g
薯类 50 g
水 1500～1700 mL
中国营养学会指导
中国营养学会妇幼营养分会编制

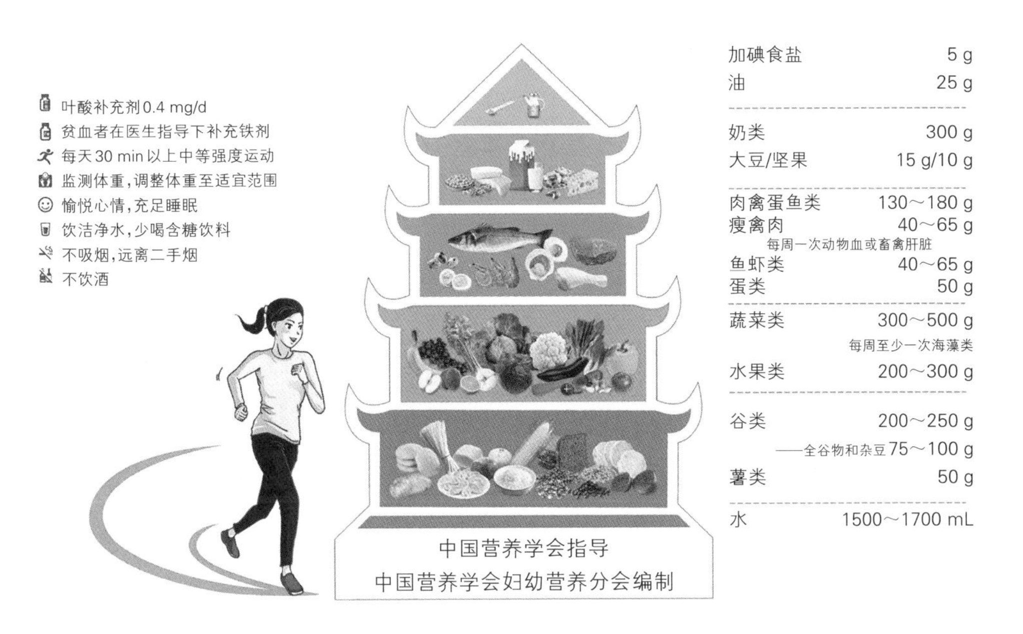

图5-5　中国备孕妇女平衡膳食宝塔

（来源于中国营养学会妇幼营养分会，依据《中国居民膳食指南2022年版》绘制）

（二）糖尿病患者怀孕前的准备

糖尿病患者应做到计划妊娠，准备妊娠前要向内分泌科及产科医生咨询。

1. 糖尿病患者孕前血糖控制目标

女性糖尿病患者妊娠前应使血糖在避免低血糖的情况下，尽量接近正常值，建议空腹血糖控制在3.9～6.1 mmol/L，餐后2 h血糖控制在8.6 mmol/L以下；糖化血红蛋白控制在7%以下。

2. 糖尿病治疗方案的调整

应将除二甲双胍以外的口服药物改为皮下注射胰岛素；目前研究尚无孕期服

用二甲双胍导致胎儿畸形和流产的证据，然而一旦确定怀孕，最好也变更为胰岛素治疗。

3. 饮食和生活方式指导

备孕女性最好在孕前将体重控制在合理范围（BMI在18.5～23.9 kg/m^{2}之间），根据中国备孕妇女膳食平衡原则进行，适当增加运动，规律作息，戒烟酒。

4. 完善其他检查

糖尿病患者备孕前就医，除控制血糖外，还应完善眼底照相、尿微量白蛋白定量、肾功能等检查，明确糖尿病并发症的情况，由医生判断是否适合妊娠或妊娠前是否需要特殊治疗。

（三）妊娠合并糖尿病营养治疗的原则

1. 营养评估

随着妊娠的发生，胎儿生长发育的最基本条件是生理性体重增长。研究发现，妊娠30周以后，母体脂肪的增加较前放缓，而胎儿的体重则快速增长，因此，孕期各时期体重增加也不同，详见表5-1。合理的体重增长就是除生理性增重外，几乎没有母体过量的脂肪堆积，因此，孕妇总的增重应根据孕前的BMI值来决定，我国暂无具体标准，可参照美国医学研究会的孕期体重增加的指南，详见表5-2。为更好地监测体重变化，可参考表5-3记录体重变化，更有利于孕期体重管理。

表5-1　不同孕周体重增加明细表

组织名称	体重增加/g			
	0～10周	11～20周	21～30周	31～40周
胎儿	5	300	1500	3400
胎盘	20	170	430	650
羊水	30	250	750	800
子宫	140	326	600	970
乳房	45	180	360	405
血液	100	600	1300	1256
细胞外液	0	30	80	1680
脂肪	326	2050	3480	3345
体重增加总计	660	3900	8500	12500

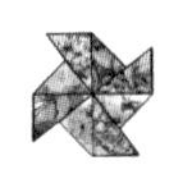

表5-2　孕期体重合理增长标准

怀孕胎数	怀孕周数/kg·m^{-2}	根据孕前BMI值推荐的体重增长幅度/千克·周$^{-1}$			
		小于18.5 偏瘦	18.5～23.9 正常	24～29.9 超重	大于等于30 肥胖
单胎	孕早期(12周前)	0.5～2	0.5～2	0.5～2	0.5～2
	孕中晚期(12周后)	0.45～0.59	0.36～0.45	0.23～0.32	0.18～0.27
	建议增重总值	12.7～18.2	11.4～15.9	6.8～11.4	5.1～9.1
双胎	建议增重总值	—	17.0～25.0	14.0～23.0	11.0～19.0

表5-3　孕期体重记录单

孕周	当前体重	体重增加	孕周	当前体重	体重增加
6			25		
8			26		
10			27		
12			28		
13			29		
14			30		
15			31		
16			32		
17			33		
18			34		
19			35		
20			36		
21			37		
22			38		
23			39		
24			40		

2. 妊娠合并糖尿病的医学营养治疗目标

医学营养治疗（MNT）是指根据医学、生活方式及个人情况（包括工作、生活习惯等）为糖尿病患者制订膳食计划。确诊妊娠糖尿病后，应尽可能接受注册营养师提供的营养咨询，开始合理饮食，治疗目标如下：（1）血糖达标；（2）避免酮症发生；（3）结合患者的BMI水平，提供适当的妊娠期体重增长计划；（4）保证较好的胎儿总体健康水平。

3. 合理控制总能量

对于妊娠期BMI正常（18.5～23.9 kg/m²）的患者，合理的热量摄入量为125 kJ/(kg·d)；超重（BMI为24.0～29.9 kg/m²）和肥胖（BMI为30.0～39.9 kg/m²）的妊娠妇女，合理的热量摄入量为92～105 kJ/(kg·d)；BMI大于等于40.0 kg/m²的肥胖的妊娠女性，合理的热量摄入量为50～59 kJ/(kg·d)（以当前妊娠体重为准），但肥胖女性的摄入量最好不低于7560 kJ/d以预防酮症。对于体重偏低（BMI小于18.5 kg/m²）的女性，为达到推荐的体重增长、血糖目标和营养摄入，合理的热量摄入量为147～168 kJ/(kg·d)。

考虑不同妊娠阶段的热量摄入时，推荐在妊娠早期不额外增加热量摄入，妊娠中期比妊娠前增加1428 kJ/d，妊娠晚期比妊娠前增加1900 kJ/d，目前没有强有力的证据支持这些标准推荐。尚无关于妊娠期糖尿病患者具体最佳热量摄入的确定性数据，也无明确资料表明她们的热量需求不同于无妊娠期糖尿病的孕妇。

4. 宏量营养素的摄入

对于妊娠糖尿病女性，膳食计划应基于营养评估且以针对全体妊娠女性的膳食营养素参考摄入量（dietary reference intakes，DRI）为指导。对于所有孕妇，营养师或产科医生建议每天至少摄入175 g碳水化合物、71 g蛋白质和28 g纤维素。

（1）碳水化合物的摄入

一旦计算出热量需求，需确定碳水化合物摄入量，因为碳水化合物是影响餐后血糖水平的主要营养物质。可通过控制碳水化合物的总摄入量、每顿正餐和加餐的碳水化合物摄入量分配情况、碳水化合物的类型来预防餐后高血糖。若为了降低餐后血糖水平而减少碳水化合物可能导致摄入更多脂肪，这会产生母体胰岛素抵抗对胎儿造成不良影响。

关于治疗妊娠期糖尿病的最佳碳水化合物摄入量，随机试验证据不足。我们将碳水化合物摄入量限制为总热量的40%，同时确保之后不发生酮症酸中毒。研究发现低碳水化合物膳食没有改善妊娠期糖尿病对母亲和新生儿的不良影响，可能与目前研究样本量较小，不足以发现各组患者产科结局的微小或中等程度的统计学差异有关。

许多女性需要根据餐后血糖水平进行个体化调整（即早餐或其他正餐时15～30 g碳水化合物），而餐后血糖水平直接取决于正餐或加餐中的碳水化合物含量。因此，如果限制饮食中的碳水化合物的摄入，可以缓解餐后血糖升高。采

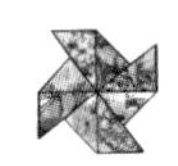

用总体上的低血糖升高指数膳食可以降低餐后血糖，减少胰岛素注射剂量，低血糖升高指数膳食通常指以蔬菜、水果、全谷类为主要碳水化合物来源，减少淀粉类食品（如面包、馒头、土豆、粉条等）的摄入。

（2）蛋白质和脂质的摄入

具体每阶段宏量营养素摄入比例见表5-4。

表5-4 妊娠女性宏量营养素参考摄入量

宏量营养素	孕早期		孕中期		孕晚期	
	RNI	AMDR（%E）	RNI	AMDR（%E）	RNI	AMDR（%E）
蛋白质(g/d)	55	—	70	—	85	—
总碳水化合物(g/d)	—[b]	50～65	—	50～65	—	50～65
添加糖(%E[a])	—	≤10	—	≤10	—	≤10
总脂肪(%E)	—	20～30	—	20～30	—	20～30
饱和脂肪酸(%E)	—	小于10	—	小于10	—	小于10
ω-6不饱和脂肪酸(%E)	—	2.5～9	—	2.5～9	—	2.5～9
亚油酸(%E)	4.0(AI)	—	4.0(AI)	—	4.0(AI)	—
ω-3不饱和脂肪酸(%E)	—	0.5～2.0	—	0.5～2.0	—	0.5～2.0
α-亚麻酸(%E)	0.60(AI)	—	0.60(AI)	—	0.60(AI)	—
二十碳五烯酸+二十二碳六烯酸(EPA+DHA)(mg/d)	250(200[c])(AI)	—	250(200[c])(AI)	—	250(200[c])(AI)	—
a:%E为占能量的百分比;b:未制定参考值者用“—”表示;c:DHA						

RNI指推荐摄入量：AMDR指宏量营养素可接受范围。

5.微量营养素的摄入

产科医生或营养师应鼓励患有糖尿病的孕妇选择健康的食物，并食用多种食物，以满足怀孕期间的微量营养素需求。妊娠糖尿病妇女对微量营养素的需求与未患糖尿病的孕妇相同（即强调铁、叶酸、钙、维生素D、胆碱和碘的饮食摄入）。

6.正餐和加餐的分布

当治疗妊娠糖尿病时，膳食营养师推荐每日总热量和碳水化合物分配到全天的餐次安排中，应根据血糖水平、体力活动、降糖治疗药物方案等进行个性化的分配，并根据需要进行调整。三餐和两顿或两顿以上的加餐有助于均分碳水化合物摄入量，降低血糖水平。

7.高强度甜味剂

当糖尿病孕妇选择消费高强度甜味剂时，产科医生应该教育她们只选择那些被批准安全的甜味剂，同时限制其摄入量。美国食品药品监督管理局已经得出结论，一般人群，包括孕妇在每日建议摄入量范围内食用六种高强度甜味剂（如糖精、阿斯巴甜、三氯蔗糖、安赛蜜钾、优糖和纽甜）是安全的，甜菊醇苷和罗汉果提取物也被普遍认为是安全的。

8.饮酒

产科医生应督促GDM孕妇孕期戒酒。对所有孕妇来说，最安全的选择是戒酒，以消除与酒精相关的出生缺陷的风险，如行为相关或神经缺陷、生长缺陷、面部异常和智力发育受损等。通常要求在第一次产科检查时解决怀孕期间饮酒问题。如怀孕期间不愿意或不能停止饮酒的孕妇应转诊至行为健康咨询门诊，必要时给予可能的治疗。

9.运动

多个大规模临床研究的结论均表明，孕期恰当的运动是至关重要的，尤其对于糖尿病合并妊娠或妊娠期糖尿病的女性，与孕期营养同等重要。科学运动可降低胎儿出生体重，降低巨大儿和子痫前期的发生率。美国妇产学院建议：除非有禁忌症，应该鼓励GDM女性每天进行30 min或更多的适度锻炼。除了健康的饮食，锻炼也可以帮助改善血糖控制，达到合理体重增加的目的。非负重运动（如伸展运动、游泳和瑜伽）和有氧运动都可以降低GDM女性的血糖水平。但所有的孕妇（包括GDM患者），在开始任何运动之前，都应该由卫生保健提供者评估是否有体育运动禁忌症。

怀孕期间身体活动的绝对禁忌症和相对禁忌症都应该考虑。根据美国妇产科医师学会的建议，孕期运动的绝对禁忌症包括：

（1）妊娠合并严重心脏病；

（2）限制性肺病；

（3）宫颈功能不全；

（4）曾多次出现早产或妊娠中晚期出血；

（5）本次妊娠先兆流产；

（6）胎盘前置或妊娠晚期胎膜早破；

（7）妊娠高血压。

孕期运动的相对禁忌症包括：

（1）严重贫血；

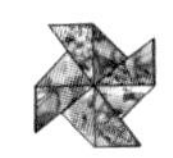

（2）没有评估过的心律失常；

（3）控制欠佳的1型糖尿病、高血压、甲亢和癫痫等疾病；

（4）慢性支气管炎；

（5）BMI大于32.0 kg/m²或BMI小于12 kg/m²；

（6）胎儿宫内生长发育受限；

（7）极度少运动史，运动系统活动受限；

（8）双胞胎或多胞胎。

在没有禁忌症的情况下，怀孕前身体健康的孕妇可以继续进行高强度有氧运动；超重和肥胖的孕妇应该从短时间的低强度运动开始，逐渐增加活动量；从事体力活动的孕妇应该保证摄入足够的热量并保持水分。孕妇应避免接触性运动、易跌倒的活动和在极端温度下运动，进一步的身体活动干预建议可能需要咨询专业的运动生理学家或运动教练。

10.营养监测

在对GDM妇女进行营养干预后，为了评价疗效，产科医师应在患者每次就诊时监测和评估以下内容，并与营养诊断和营养干预相关的预期结果进行比较。

这可能包括但不限于：

（1）饮食方面，应评估：①每日食物摄入量与餐后血糖读数的关系；②食物、饮料和营养素摄入；③建议增加药物治疗（口服和/或胰岛素治疗）以维持血糖达标；④降糖药物（包括口服药和胰岛素）的剂量；⑤药物使用、知识、信仰和态度的变化；⑥身体活动度和功能评价。

（2）客观评价指标，应评估：①体重变化与以前的产科或与MNT相比；②生化数据；③自我监测血糖记录；④更新胎儿和母亲实验室检查和B超检查数据。

评估食物和营养摄入、人体测量和生化数据（如自我血糖监测）为产科医生评估营养干预，实现营养治疗相关目标提供基础。产科医生使用随诊数据，依据营养保健指标持续个性化调整营养处方和运动方式。此外，随着时间的推移，产科医生应该警惕患者怀孕期间潜在的社会心理压力，并在需要时提供帮助。

（四）妊娠合并糖尿病患者的膳食计划

中国营养学会指导妇幼营养分会根据《中国居民膳食指南2022年版》绘制的中国孕期妇女平衡膳食宝塔见图5-6。

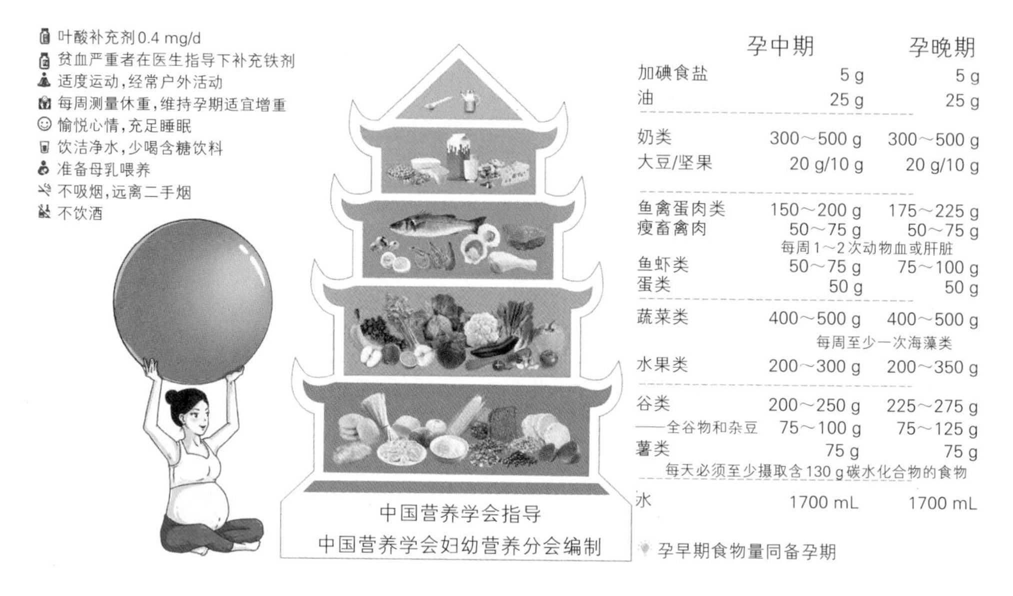

图5-6　中国孕期妇女平衡膳食宝塔

（来源于中国营养学会妇幼营养分会，依据《中国居民膳食指南2022年版》绘制）

（五）食物份交换法实例解析

某孕妇，30岁，小学教师，身高165 cm，孕前体重55 kg，孕30周，现体重65 kg。

1.计算每日所需总能量

该患者体重增加正常，按标准体重轻体力劳动者，患者应摄入能量标准为每日125 kJ/kg（30 kcal/kg），则全天需要总能量为：

标准体重（身高-105 cm）×30 kcal=1800 kcal

2.计算各类食物摄入量

一般来说，碳水化合物50%～60%、脂肪25%～30%、蛋白质15%～20%。

其中，1 g糖或蛋白质能量为4 kcal，1 g脂肪提供能量9 kcal。

每日所需碳水化合物为1800 kcal×55%÷4=247.5 g

每日所需蛋白质为1800 kcal×18%÷4=81 g

每日所需脂肪为1800 kcal×27%÷9=54 g

3.学习食物份交换法、计算食物份

以375 kJ（90 kcal）能量为1份

25 g生米、生面为主食一份，约包含碳水化合物19 g、蛋白质2 g、脂肪0.5 g；

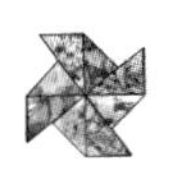

水果与主食进行换算：

1份主食≈200 g梨或桃子或苹果或橘子或橙子或柚子或猕猴桃或李子或杏或葡萄或菠萝≈150 g荔枝或香蕉或柿子≈300 g草莓≈500 g西瓜（带皮）

1斤（500 g）蔬菜为一份，约包含碳水化合物15 g，蛋白质5 g；

副食一份约包含蛋白质9 g，脂肪5 g；

一份副食≈1个鸡蛋≈50 g瘦肉≈80 g鱼肉≈160 g牛奶≈130 g无糖酸奶≈20～25 g奶粉≈50 g豆腐干或豆腐丝≈100 g老豆腐≈150 g嫩豆腐≈25 g大豆或黄豆

10 g清油为一份，约包含脂肪9 g。

所以患者每日需要量为

主食：（247.5−15）/19=12.24份=6.11两；

蔬菜：1斤；

副食：（81−12.24×2−5）/9≈5.7份

清油：（54−0.5×12.24−5×5.7）/9≈2.15份=21.5 g

所以，该患者每天可进食主食约6～6.5两，蔬菜1斤，副食约5～6份，清油约20～25 g，推荐以三主餐、三副餐形式分配。副餐总量约为主餐的1/3。

4. 食谱举例

早餐：牛奶200 mL、鸡蛋1个、全麦面包70 g

早加餐：苹果200 g、玉米1/2根

午餐：馒头80 g、清蒸鲈鱼（100 g）、清炒菜心

午加餐：西瓜1斤（500 g）、葵花籽25 g

晚餐：米饭150 g、虾仁炒胡萝卜、黄瓜、凉拌三丝

晚加餐：无糖酸奶130 g、饼干20 g

（六）妊娠糖尿病患者常见的几个小问题

1. 如何监测血糖？

血糖监测是血糖管理的重要方法，包括指尖毛细血管血糖监测及动态血糖、糖化血红蛋白、糖化白蛋白等测定，对于妊娠患者，指尖血糖监测和动态血糖监测更具有时效性和实用性，应指导孕妇积极配合，共同参与血糖管理。

中华医学会妇产科学分会产科学组推荐了合适的血糖监测频率，见表5-5。

表5-5　针对妊娠合并糖尿病患者血糖监测频率的建议

监测对象	监测频率和时间适用范围
新诊断的高血糖	7次/日，三餐前、三餐后2 h血糖和夜间血糖
血糖控制不良者	
血糖不稳定者	
应用胰岛素且血糖稳定者	每周应至少行血糖大轮廓实验1次
不需要胰岛素且血糖稳定者	在随诊时每周至少监测血糖小轮廓1次
应用胰岛素需调整剂量者	3短1中/长：7次/日，三餐前、三餐后2 h和夜间血糖
	预混：5～7次/日，空腹、晚餐前和三餐后2 h血糖或同上

注：血糖大轮廓实验指晨起空腹血糖、三餐前半小时血糖、三餐后2 h血糖和睡前血糖；血糖小轮廓实验指空腹血糖和三餐后2 h血糖。

2. 糖尿病合并妊娠患者如何应对孕吐？

早孕反应是孕妇的常见反应，如出现早孕反应，应积极治疗和预防妊娠剧吐，具体措施如下：

（1）保持心情愉悦、情绪稳定，适当休息、减少工作；

（2）应清淡饮食，摄入易消化食物，避免油腻；避免接触烟油味等刺激性气味；

（3）可适当食用奶制品来中和胃液；

（4）如清晨早孕反应，可起床后立即进食馒头、面包、饼干等干性食物；

（5）适当补充B族维生素、维生素C等；

（6）如呕吐严重，可以鼓励进食，但必要时应及时给予静脉补充营养素，以维持血糖水平，同时应监测尿酮体，发现尿酮体阳性，及时就医，必要时可给予肠外营养。

3. 尿酮体阳性怎么办？

糖尿病患者尿酮体阳性多见于饥饿性酮体和糖尿病酮体。

（1）饥饿性酮体：常见于患者进食量不足，通常患者血糖控制良好，此种情况需要额外增加饮食，尤其是碳水化合物的摄入。

（2）糖尿病酮体：常伴随血糖升高（血糖通常高于13.9 mmol/L），表示胰岛素不足，此种情况建议及时就医。

（七）产后饮食管理

1. 产后饮食管理

中国营养学会指导妇幼营养分会根据《中国居民膳食指南2022年版》绘制

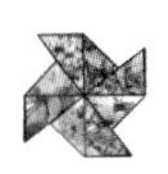

的中国哺乳期妇女平衡膳食宝塔见图5-7，其中月子膳食亦适用此宝塔营养分配。

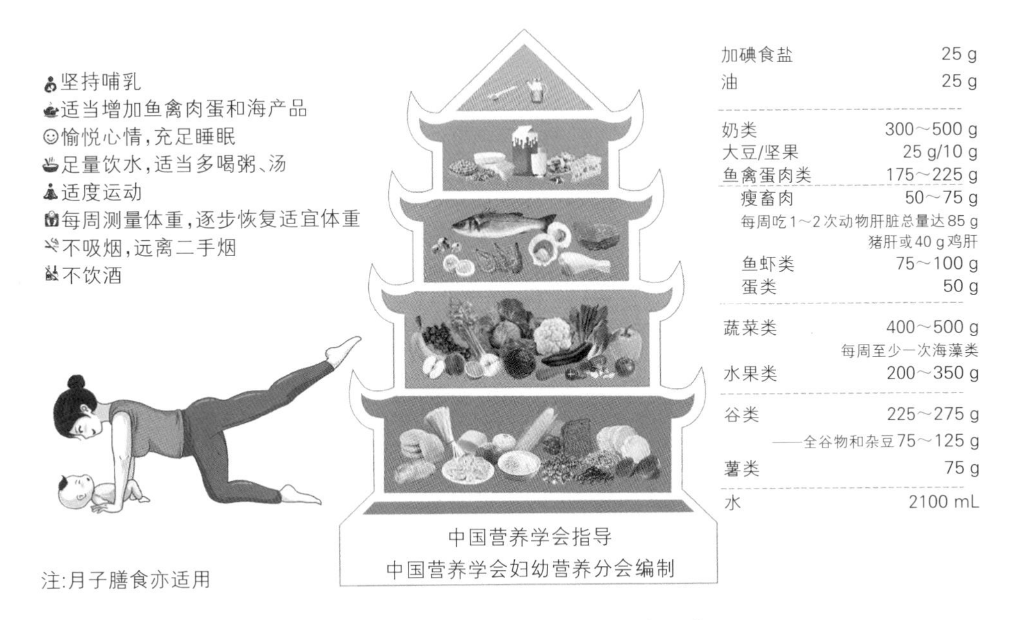

图5-7 中国哺乳期妇女平衡膳食宝塔

（来源于中国营养学会妇幼营养分会，依据《中国居民膳食指南2022年版》绘制）

2. 母乳喂养与糖尿病

最新的《中国居民膳食指南科学研究报告2021年版》由中国营养学会发布，报告中指出我国仅有不足30%的6月龄内婴儿接受纯母乳喂养，距离《国民营养计划（2017—2030年）》中设定的目标——2020年6月龄内纯母乳喂养率达到50%，还有较大差距。

大量文献研究表明，母乳喂养具有巨大的优势：

（1）对母体来讲，可减少产后阴道出血、降低乳腺癌和卵巢癌的风险，还可增加骨密度、帮助体重恢复；

（2）对婴儿而言，有利于减少新生儿感染性疾病、婴儿猝死综合征，降低淋巴瘤和白血病的发病率，提高认知发展能力；

（3）特殊情况下，对于妊娠糖尿病女性还可以获得产后更好的母体血糖控制、减少母体胰岛素的需要量、改善胆固醇谱，还可以降低其婴儿未来发生糖尿病的风险。

因此，我们鼓励糖尿病患者进行母乳喂养，并希望医生在整个妊娠期和分娩后强调母乳喂养对糖尿病母亲及其子女的短期和长期益处。

美国医师协会指出应在婴儿出生后1 h内进行皮肤接触，以便早期开始母乳喂养。对于打算母乳喂养的糖尿病母亲，因糖尿病妇女有更高的剖宫产率和母婴分离率，均影响首次母乳喂养开始的时间、减少喂养频率，并增加补充喂养的可能性。为应对以上情况，我们也鼓励初乳的产前收集和储存，以满足发生上述情况时的喂养需求。具体方法如下：从妊娠34～36周开始，每天收取初乳胎儿两次，每次人工收取最多10 min，直到胎儿出生。将母乳收集在密封袋中，标注时间，放置于冰箱冷冻。入院分娩时，装入冰袋转运至医院以备用。

对于成功建立母乳喂养的糖尿病母亲，建议哺乳前少量进食以避免低血糖，此类低血糖通常容易发生在喂奶后1 h，应予以关注。

（侯丽杰）

第三节　围手术期糖尿病的营养治疗

一、概况

随着时代的进步及物质生活的丰富，糖尿病已逐渐成为普遍存在的疾病。糖尿病作为一种慢性代谢性疾病，影响着整个机体的代谢过程。其他系统疾病的诊治过程若伴发糖尿病，也需要糖尿病相关知识的储备或相关专业人员的介入，尤其是面对手术等对身体影响较大疾病时。随着糖尿病发病率的升高，因外科疾病需要手术治疗的糖尿病患者人数也跟着水涨船高。围手术期既要减少血糖波动引起的并发症，提高手术的安全性，又需要提供充足的营养，保证患者手术的耐受和术后康复。围手术期良好的血糖控制可显著降低患者的并发症和死亡率，并可缩短住院时间、减少治疗费用等。

一方面糖尿病患者多合并有肥胖等其他病理状态，更易患外科疾病；另一方面随着老龄化社会的进程及人们对身体健康问题的重视，手术合并其他疾病的情况越来越多，目前外科医生手术时面临的问题日益复杂，需要综合考虑后制定治疗方案，外科团队对糖尿病相关知识的需求或相关专业人员介入的需求也增大。因此，外科医生或手术团队需要掌握和考虑更多疾病的病理状态的基础诊疗方法，以便更好地应对目前复杂的形势。

二、临床特点

（一）糖尿病患者围手术期的身体状况变化

糖尿病患者如果接受手术治疗，其死亡率是非糖尿病患者的5～6倍。糖尿

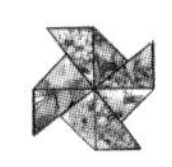

病是一种受多重因素（包括遗传因素和环境因素等多方面因素）影响的复杂疾病。可控环境因素中包括不健康生活方式及环境刺激等，手术和相应疾病对糖尿病患者就是一种应激。术前的禁食、麻醉、术中的创伤、术后的疼痛等因素，都会造成胰岛素拮抗激素（如胰高血糖素、生长激素、糖皮质激素、儿茶酚胺等）分泌增多，引起胰岛素分泌相对不足（肝细胞及其他脏器利用葡萄糖受限，出现胰岛素抵抗）或绝对不足（胰腺手术），从而出现高血糖状态。手术创伤并术后禁食期间，机体代谢表现为蛋白分解增加、糖异生增加、脂肪分解增加，机体对糖的利用率下降，容易发生高血糖、糖尿，进而使得麻醉风险增加、术后伤口不易愈合、易并发感染等，严重者还可诱发酮症酸中毒、高渗性昏迷等急性并发症，甚至危及患者生命。因此，糖尿病患者的血糖管理是其安全度过手术危险期、获得良好预后的重要保障，血糖管理应贯穿手术治疗全程。

（二）糖尿病患者围手术期的管理

糖尿病的管理包括饮食控制、运动疗法、药物治疗、血糖监测和糖尿病教育五个方面。围手术期的糖尿病患者的管理主要包括饮食、药物治疗、血糖监测和糖尿病相关知识的教育，运动管理需根据患者情况因人而异。血糖监测对于住院患者很容易实现，目前考验外科医生及手术团队的方面主要为饮食、药物治疗及贯穿整个围手术期的健康教育。对于糖尿病患者，术前需要尽快控制血糖为手术做准备，术中需要维持稳定血糖保证手术顺利进行，术后需要相当长时间稳定的血糖环境促进伤口及机体恢复。通过相关专业人员的饮食管理和降糖治疗，糖尿病患者能够有效地控制血糖，使其维持在相对稳定的范围。糖尿病饮食是糖尿病治疗的基础，糖尿病患者围手术期的营养治疗一直是临床特别是外科的难题。需要以患者为中心，结合病情及手术情况为糖尿病患者提供个体化饮食管理。通常以患者相关指标为基础，合理地对患者治疗期间的营养摄入进行管理，调整饮食结构，为其制定个体化的三餐饮食。此外，还需加强与患者及其家属的沟通，提升患者的依从性，为控制血糖、顺利手术奠定扎实的基础，进而可以缩短住院时间，促进术后愈合。

《中国糖尿病医学营养治疗指南2013年版》推荐意见：

1. 任何类型糖尿病及糖尿病前期患者均需依据治疗目标接受个体化医学营养治疗（Medical nutrition therapy，MNT），建议在熟悉糖尿病治疗的营养（医）师指导下完成更佳。

2. MNT可预防糖尿病，提高生活质量和临床结局，节约医疗费用。

3. 对于2型糖尿病高危人群，强调改善生活方式，包括适度减轻体重和规律、适度的体力活动（每周大于150 min）、合理饮食控制，能够降低糖尿病发生风险。

4. 制定MNT方案时，应考虑患者具体需求、是否愿意改变及具有改变的能力。

5. MNT能够改善肥胖糖尿病患者的血糖、血脂、血压、体重等指标。

6. 针对住院糖尿病患者MNT能够减少感染及并发症的发生、减少住院时间及胰岛素用量。

三、糖尿病围手术期患者的营养治疗

（一）治疗目标

美国临床内分泌专家及美国糖尿病学会联合发表共识，推荐对于血糖超过10 mmol/L的患者应使用胰岛素降糖，对于重症监护室（intensive care unit，ICU）患者血糖应控制在10 mmol/L以下，非ICU患者血糖应控制在7.8 mmol/L以下。中华医学会肠外肠内营养学分会推荐营养风险筛查作为判断患者是否需要营养支持的工具。术前进行规范化营养不良、营养风险的筛查与评定，是合理营养支持治疗的前提。根据《中国糖尿病医学营养治疗指南2013年版》，糖尿病医学营养治疗的目的包括纠正代谢紊乱、减轻胰岛β细胞负担、防治并发症、提高生活质量、满足特定时期营养需求及改善临床结局。很多手术患者短期内更多关注在当前安全平稳地度过手术期，因此要因地制宜地根据患者当前具体情况，制定围手术期整个饮食计划。按照每人104～125 kJ/(kg·d）计算推荐能量摄入，根据患者身高、体重、性别、年龄、活动量、应激状况调整为个体化能量标准。

糖尿病患者围手术期个体化营养支持治疗方案应基于血糖控制的预期水平、术前降糖方案、降糖药物敏感性、患者综合情况、手术及麻醉方式、预期住院天数等，并通过多学科团队协作共同商定。具体需达到以下目标：

1. 纠正代谢紊乱。通过平衡饮食与合理营养，控制血糖及其他代谢紊乱状态，补充优质蛋白和预防其他必需营养素缺乏。

2. 减轻胰岛β细胞负荷。糖尿病患者存在不同程度的胰岛功能障碍，合理的饮食和适当的降糖治疗可减轻胰岛β细胞负担并恢复部分功能。

3. 防治并发症个体化的MNT。可提供适当、充足的营养素，有利于防治糖尿病并发症的发生与发展。

4. 提高生活质量，改善整体健康水平。

5. 对于患有1型糖尿病或2型糖尿病的儿童青少年患者、妊娠期或哺乳期妇女及老年糖尿病患者，应满足其在特定时期的营养需求。

6. 对于无法经口进食或进食不足7天的高血糖（包含应激性高血糖）患者，为满足机体代谢需求，必要时通过合理的肠外营养或肠内营养治疗，能够改善临床结局。

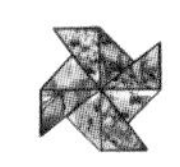

（二）方案的制定

1. 成立饮食管理团队

饮食管理团队负责饮食方案制定、执行、管理与监督，并及时与患者及其家属沟通，结合患者主观感受和客观指标进行调整。饮食管理团队最好由内分泌科医生和营养科医师、外科医生、麻醉师和专科护士组成，根据围手术期禁食水专家共识及国内外围手术期饮食管理研究进展，结合患者实际情况制订适合医院条件并符合患者状况的饮食计划和目标。

2. 制定围手术期食物结构供给方案

（1）确定能量范围

评估患者体重指数，根据患者能否自主活动确定能量范围。一般给予易消化、高蛋白饮食。①针对卧床期间的患者能量供给方案：消瘦患者84～104 kJ/kg，正常体重患者62～84 kJ/kg，超重患者62 kJ/kg；②能够轻度活动的患者能量供给方案：消瘦患者146 kJ/kg，正常体重患者125 kJ/kg，超重患者84～104 kJ/kg。

（2）饮食结构

每日摄取的碳水化合物占总热量的45%～55%，蛋白质占15%～20%，脂肪约占25%～35%。膳食纤维摄入可高于健康成年人推荐摄入量，推荐25～30 g/d。主食作为能量的主要来源，每日摄入量为200～300 g，以生重计量，最少不低于200 g，以便有充分的肝糖原储备，避免手术应激造成肌肉、蛋白质过多分解和脂肪代谢引起酮体生成。每天1斤（500 g）新鲜蔬菜，以绿叶菜为主，三餐饮食进餐顺序以蔬菜为先，有助于平稳血糖。每天需必要的优质蛋白质补充，如250 g纯牛奶、1个水煮蛋、100～150 g瘦肉，也可替换成豆制品（150～200 g豆腐，250 g豆浆）。每天的植物油摄入量为20～30 g。

（3）食物的选择及加餐

摄入以低血糖指数（Glycemic index，GI）为主的碳水化合物，严格限制蔗糖、麦芽糖、果糖等纯糖制品，增加进食种类以及新鲜水果、蔬菜的摄入，在两餐之间适当进食升糖指数较低的水果，增加维生素的摄入。

（4）特殊患者饮食调整

合并高血压的患者还需低盐饮食，盐的每日摄入量在5～6 g。对已有营养不良、年老体弱、胃口欠佳等不能完全经饮食达到每日所需营养者，根据患者实际情况针对性地口服补充营养素，如纤维型粉剂、乳清蛋白及维生素、矿物质、微量元素组件等。对胃肠功能较差、营养不足或低蛋白血症等患者给予静脉补充白蛋白、红细胞、维生素及微量元素等。

（5）调整原则

实时监测血糖、体重等变化，根据患者病情变化调整蛋白质、脂肪、碳水化合物的摄入比例。加强对患者及其家属的宣教，以患者及其家属能接受的方式讲解饮食管理的重要性及具体实施过程，根据患者的饮食习惯制定恰当的饮食结构和烹饪方法。管理团队需了解患者的进食情况、听取患者及其家属建议、实时沟通，制定符合个性化的营养治疗方案。

3. 围手术期营养治疗方案推荐

（1）制定并实施术前饮食方案

如果术前血糖超过控制目标，那就需要先控糖，再择期手术，否则机体的高糖环境给细菌提供了生长的环境，会增加术后感染的风险。但是为了防止低血糖的发生，血糖也不能降得太低，所以术前血糖控制目标要比平时要求更宽一些，目前的糖尿病诊治指南对此没有明确建议。长时间的禁食并不会降低麻醉风险，反而易产生饥饿、脱水、低血糖等现象。目前的术前饮食指导原则为：①调整总热量。②控制每日胆固醇的摄入量小于300 mg，脂肪的摄入量应减少到机体总热量的25%～30%。③每日摄入40 mg的纤维膳食，包括蔬菜、整谷、麦麸等。④提供高分子碳水化合物：提供患者吸收较慢的多糖，建议正常体重患者每日进食250～300 g，肥胖或超重者用量改为150～200 g，确保其热量约为总热量的60%。⑤提供丰富的无机盐及维生素：提供患者机体所需的B族维生素及维生素C，同时给予其相应的钙和铬。⑥提供优质高蛋白：给予患者相应的优质高蛋白，并确保患者每天摄入的蛋白质含量至少为总量的1/3，若患者伴有肝、肾疾病应适当减少其摄入量。⑦保证食物多样化。⑧进餐遵循定时、定量原则。早、中、晚分配为1/5、2/5、2/5或1/3、1/3、1/3，两餐之间适量进食水果。见图5-8。

小型手术，即无须全麻、手术时间较短、术后不影响进食的手术。糖尿病患者只需做到餐次与以往一样，保证每日三餐（可必要时加餐），切忌减少餐次，从而就能在保证营养供应的同时维持血糖稳定。对于大手术，早评估、重预防，“不良”大型手术前，一定要配合医生完成全面的身体检查和风险评估，包括血糖、电解质、肾功能、二氧化碳结合力、尿酮体、心电图等项目，以便全面了解糖尿病患者的糖代谢状况，水电解质是否紊乱，有无并发症和（或）合并疾病，以及心、肾等主要器官的功能状态，准确评估患者对麻醉及手术的耐受性及风险大小，提前做好各项术前准备，以确保手术安全、顺利。糖尿病患者进行大手术前，如果NRS2002评分3分及3分以上（可由营养科医师进行评分），提示营养不良风险的存在，需在术前就开始营养支持。若患者并存严重影响营养代谢的相关疾病，如消化道肿瘤、复合外伤、慢性消耗性疾病、多发器官功能不全，或者术后出现严重并发症等，则是临床医生实施营养支持的绝对适应症。

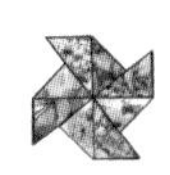

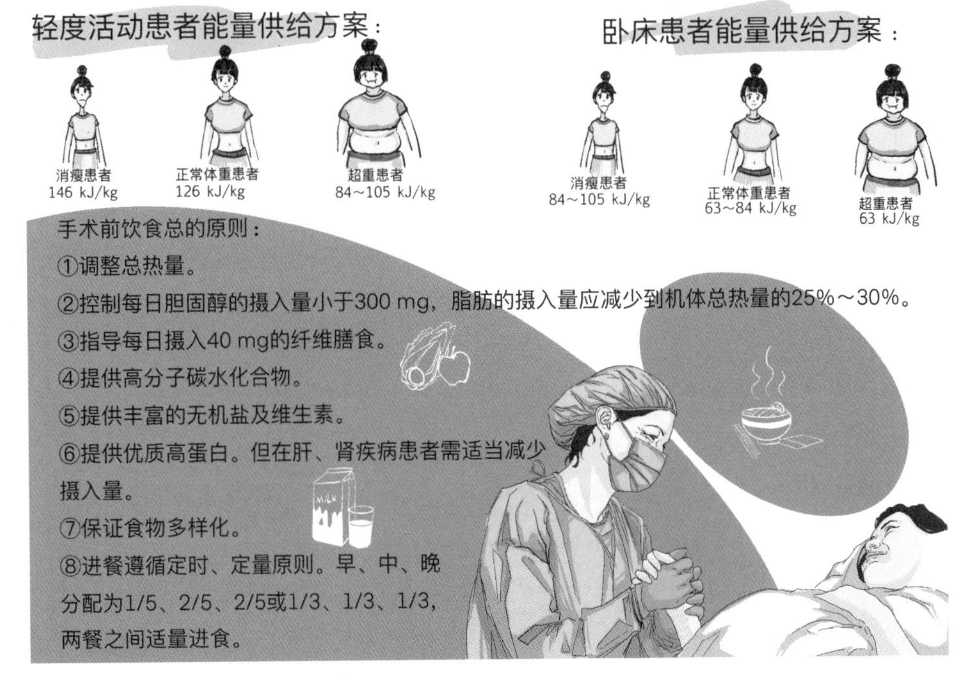

图5-8　糖尿病患者手术前营养治疗

实际工作中采用的方法仍为术前禁食8～12 h，禁饮4 h（3～5 h）。若考虑到临床上手术量增多、手术台次的限制、接台手术不断增加、接台时间的不确定性等因素，手术患者禁饮禁食时间普遍偏长，这会增加高龄老年患者口渴、饥饿和低血糖等不适感发生率，诱发老年人谵妄发生。加速康复外科（enhanced recovery after surgery，ERAS）饮食管理小组成员们经过多次开会研讨，参考加速康复外科专家共识和美国麻醉医师学会的推荐意见制定饮食方案。具体内容为：清饮料，最短禁饮时间术前2 h，清饮料包括：清水、糖水、无渣果汁，麻醉前2 h可饮用的清饮料应小于等于5 mL/kg或总量小于等于400 mL；牛奶、淀粉类固体食物，禁食6 h；脂肪及肉类食物禁食大于等于8 h。术前6 h进食淀粉类固体食物，推荐白馒头、白米饭或牛奶；术前8 h，正常饮食。将饮食指导内容制作成宣教手册分发给患者及其家属，保证理解与执行到位，将术前2～8 h的食物名称、量、饮食时间记录在饮食卡片上并告知患者，根据血糖情况及时调整。

（2）制定并实施术后饮食方案

国内《外科学》明确规定，全麻清醒患者无恶心、呕吐，可进食；《外科护理学》中也写明非腹部手术患者椎管内麻醉术后3～6 h可进食，对于不涉及腹部、不引起或较少引起全身反应的手术患者，麻醉清醒后无恶心、呕吐即可进食。术后患者机体处于高分解状态，较长时间的禁食及其导致的血糖不稳定，会直接对患者的术后恢复造成影响。不同类型手术术后血糖控制目标不同。对手术时间不超过1 h且无须禁食的小型手术，术后可继续术前的营养治疗方案，并且继续监测血糖，空腹血糖控制在6～7 mmol/L，餐后2 h血糖控制在10 mmol/L以下。中、大型手术后，则需要每4 h检测一次血糖，依据血糖水平调整胰岛素剂量，将血糖控制在7～10 mmol/L，同时需密切监测肝肾功能、酮体和电解质水平。营养治疗见图5-9。

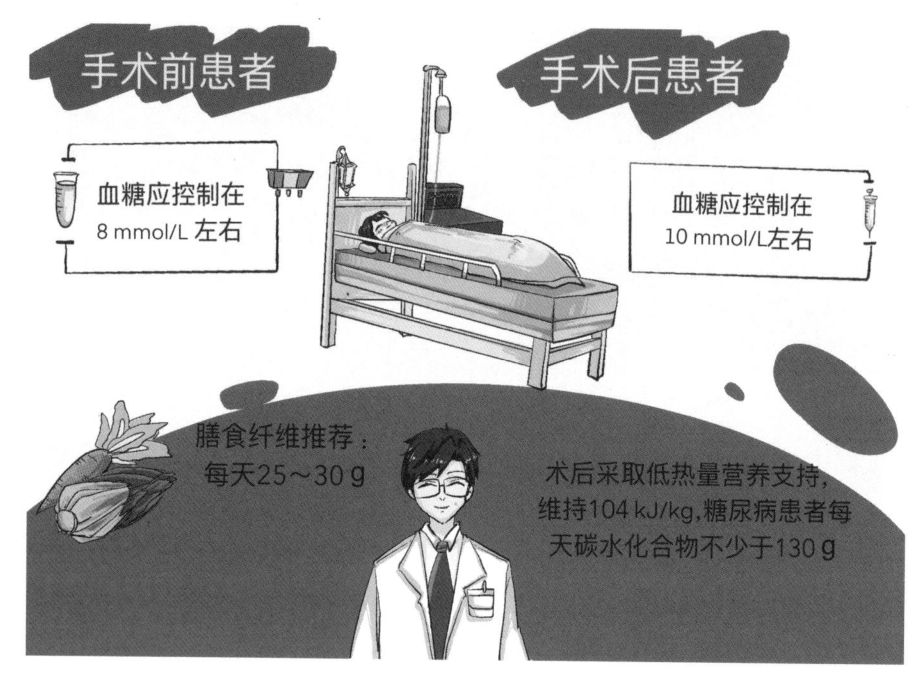

图5-9　糖尿病患者手术后营养治疗

创伤后应激障碍（post-traumatic stress disorder，PTSD）是人类遭遇创伤等严重应激事件后的过度精神反应，这种表现是继发于恶性创伤事件后不可避免的结果。手术作为一种应激源，易使患者出现胰岛素抵抗和血糖升高。术前长时间的禁食使患者的身体分解代谢旺盛，加重了应激状态，从而增加术后并发症发生的概率。术前不同时段进食能够有效地降低胰岛素抵抗，改善应激状态以及口渴、饥饿、焦虑等主观感受，缓解紧张情绪，从而降低PTSD发生率。生理储备功能较差的患者对应激的抵抗力下降，外界微小刺激即会增加跌倒、失能、谵妄甚至死亡等负性事件的风险，同时围手术期营养供应欠缺，可极大地损害机体的修复能力。在手术麻醉过程中，患者的生理机能处于相对静止的状态（如消化系统），仅维持生命体征的心跳、呼吸处于活动状态，高龄患者多合并基础疾病，器官甚

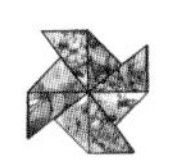

至可处于失代偿状态。术后早期进食利于启动休眠的消化系统，恢复胃肠蠕动，摄入充分的营养有助于患者恢复机能早期下床进行活动，从而改善胃肠功能、促进患者肺功能恢复，增加肺活量、减小肺不张和肺部感染概率，增加需氧量，促进全身器官代谢，减少低血糖、深静脉血栓、压疮及术后并发症，同时可改善患者住院期间面对疾病的心态，增加患者治疗的信心，促进患者尽早康复，缩短平均住院日。

（3）营养治疗方式的选择

①营养治疗的途径：包括经口自然进食、肠内营养、肠外营养等。糖尿病患者围手术期营养支持治疗策略为可以口服进食者首选经口摄入，需营养支持治疗的糖尿病患者只要胃肠道功能尚存，就应首选肠内营养（Enteral nutrition，EN）。只有在EN不能满足患者营养需求量或存在禁忌症时，才考虑使用肠外营养（parenteral nutrition，PN）。不论采用的是EN还是PN，应充分考虑糖尿病患者的器官功能及对营养的耐受能力，避免营养供给过量对血糖波动的不良影响，同时需要配合胰岛素控制血糖水平。

②肠内营养：EN的途径包括经鼻腔胃管、经鼻腔肠管、经皮内镜下胃造口术、经皮内镜下空肠造口术、术中空肠造口、经肠瘘口、口服营养补充等。EN的优点是，摄入的营养物质及代谢方式合乎人体的生理特点，能维持胃肠道黏膜结构和功能的稳定，减少肠源性感染和胆汁淤积的可能性，有利于平稳血糖及控制胰岛素需要量。传统观念认为需要等主观评估的肠道功能恢复后才能进行肠内营养，但实验室及临床研究对此提出了挑战，越来越多的证据显示早期肠内营养是安全的，而且可以耐受，并且降低了切口并发症及术后感染风险，蛋白质代谢也得以改善。使用EN可能有胃内细菌定植、胃潴留、吸入性肺炎、喂养管移位、中断EN引起血糖起伏等并发症，因此应规范操作，加强监护。

通常的肠内营养制剂包括生理需要量的宏量营养素及微量营养素。绝大多数标准EN制剂主要由整蛋白、长链甘油三酯、碳水化合物组成。糖尿病患者的肠内营养宜采用低碳水化合物、高单不饱和脂肪酸（monounsaturated fatty acid，MUFA）并含膳食纤维的营养剂，该制剂比普通EN制剂在改善代谢方面作用更显著。大多数碳水化合物（葡萄糖、蔗糖、淀粉等）在消化道内分解速度快，易导致血糖水平持续过高，因此需要一些对血糖影响小的物质来替代。例如果糖吸收速度较慢，且在肝脏摄取和代谢不依赖于胰岛素，对血糖影响小；长链碳水化合物如支链淀粉、麦芽糊精在肠道内分解速度较慢，并且只能在小肠内分解，能够起到缓慢释放葡萄糖的作用；膳食纤维在肠道内干扰了可利用碳水化合物与消化酶之间的有效混合，降低了碳水化合物的消化率，降低了葡萄糖由肠腔进入肠上皮细胞吸收表面的速度，随之降低了葡萄糖的吸收速度，从而达到降低血糖的作用。糖尿病患者对肠内营养制剂中的蛋白质无特殊要求，如果肠道消化吸收功能正常，应选择整蛋白制剂，其用量与普通患者相同，蛋白质的摄入不会增加血糖浓度，而且可以刺激胰岛素的分泌。脂类方面，单不饱和脂肪酸碳链中只含有一个不饱和双键，不易发生过氧化，对血脂影响较小，且有助于降低空腹血糖水平。对于血糖控制不佳的糖尿病患者，应注意术后胃排空障碍的发生，提倡术中置管（短期）或造口（长期，如EN1个月），以减少反流及误吸性肺炎的发生。

③肠外营养：PN采用静脉输液的方式，用“全合一”模式，即将各种营养素混合在同一输液袋内，进行均匀滴注，这种输注方式不仅使各种营养底物搭配更趋合理，更能降低某些高渗营养液的渗透压，便于从外周静脉进行输注。短期静脉营养可经外周静脉进行，若超过一周应通过中心静脉置管实施。通过“三升袋”混合均匀滴入，可有效降低液体渗透压且能持续缓慢滴入以减轻心脏负荷。将胰岛素水溶液经可控性静脉输液泵持续匀速输入，根据血糖调节输入速度，可有效地调控血糖。肠外营养对于改善危重患者营养状况的作用已被广泛认可，以往大量研究显示PN能降低重度营养不良患者术后感染及院内并发症。但不管是否合并糖尿病，PN都会使高血糖风险增加，高血糖与心血管并发症、感染、脓毒血症、急性肾衰竭及死亡风险的增加密切相关。标准PN宏量营养素组成包括糖至少2 g/(kg·d)、脂肪0.7～1.5 g/(kg·d)、氨基酸1.3～1.5 g/(kg·d)。葡萄糖加外源性胰岛素是PN常用的能量供给方式，推荐采用葡萄糖和脂肪双能源供能，脂肪所供给的能量占总能量的30%～50%。PN与EN相比需要更多的胰岛素来控制血糖。胰岛素可加入全营养混合液中均匀滴入，避免发生胰岛素过量所引起的低血糖。胰岛素的量可按照每4～6 g葡萄糖给予1单位普通胰岛素计算。可将计算所需的胰岛素总量的2/3加入营养液中，根据临床监测结果皮下注射胰岛素剩余量。

④方式调整：要鼓励糖尿病患者尽快恢复到经口自然进食，应根据耐受情况从流食（上述的EN制剂或糖尿病专用配方食品）、半流食（如蛋羹、肉丸、碎菜鸡蛋面等）、软饭（如包子、发面面食、米饭、软烂蔬菜、豆腐、鸡蛋等）向普食（糖尿病饮食）逐渐过渡。饮食原则与术前基本一致，但对于术后需禁食的患者，每天给予恒定滴入的150～300 g葡萄糖，并保证液体量为3000 mL左右。

（4）值得关注的其他方面

①总能量摄入：能量控制对糖尿病及其相关疾病风险都至关重要。成人以能达到或维持理想体重为标准；儿童、青少年则以保持正常生长发育为标准；妊娠期糖尿病需同时兼顾胎儿与母亲的营养需求。理想的基础能量需要量测定为间接能量测定，结合活动强度、疾病及应激状况确定每日总能量。实际操作中可按104.5 kJ/kg理想体重计算，再综合患者身高、体重、性别、年龄、活动度、应激

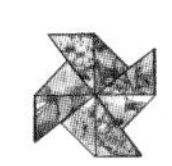

状况进行调整。极低能量饮食（小于等于3345.3 J/d）可迅速减轻患者体重并改善代谢状况，但不能持久，应与其他干预措施相结合。因糖尿病患者多为老年，常伴重要脏器功能不全，术后过多葡萄糖、氨基酸及脂肪可能会加重脏器代谢负担，宜采用“低热量营养支持”：总热量供给量小于104.5 kJ/kg；适当提高氨基酸和脂肪在全营养液中的所占比例；密切监测血糖变化；采取连续输注营养液的策略。因间断输注时，血糖浓度的变化与降糖药物及内外源性胰岛素变化很难同步，易导致血糖的剧烈波动。

②宏量营养素的比重：中国营养学会每日膳食推荐量提出碳水化合物占成人每日摄入总能量的55%～65%，糖尿病患者推荐摄入量可略低于该水平。葡萄糖是大脑和红细胞所依赖的能量来源，因此推荐糖尿病患者每天碳水化合物摄入量应不低于130 g。除碳水化合物摄入总量外，食物种类及淀粉类型等也会影响餐后血糖。升糖指数可用于比较不同碳水化合物对餐后血糖的影响。摄入以低升糖指数为主的碳水化合物有助于减少脂肪摄入量，且血糖控制更佳。糖尿病患者摄入不同种类或剂量的脂肪对糖代谢、胰岛素抵抗及血脂的影响不同，长期摄入高脂膳食可损害糖耐量。考虑到对心血管方面的影响，应保持较低的饱和脂肪酸和反式脂肪酸水平。Cochran系统评价显示，糖尿病患者补充ω-3脂肪酸可降低甘油三酯水平，然而同时低密度脂蛋白胆固醇可能轻微上升，建议控制在总能量10%以内。糖尿病患者蛋白质摄入量同一般人群，不超过总能量的20%，高蛋白摄入不会引起血糖波动。

③运动指导是通过肌肉或周边组织的科学运动提高胰岛素的实际敏感性，可加快葡萄糖的吸收，使其充分发挥氧化作用，进而降低血糖水平。术后早期运动可提高关节功能，促进血液循环，避免关节肿胀和组织粘连等并发症。同时能够避免骨质疏松，提高机体免疫力，增强细胞实际活性。

④减重手术患者围手术期营养支持治疗及血糖控制：根据欧洲内分泌学会关于减重术后患者内分泌及营养管理的临床实践指南，每天摄入60～120 g蛋白质有助于维持减重及瘦体重，对于吸收不良型减重手术患者尤其重要。营养物质、维生素及微量元素补充应基于临床及生化检查，并酌情适当调整。术后逐步由全流食向能耐受的固体食物过渡，以避免呕吐影响吻合口，并减轻倾倒综合征症状。指南推荐的蛋白摄入量实际上很难达到，因为很多患者对动物蛋白不耐受。通过膳食导向选择不同来源的蛋白（如肉、鱼、蛋、豆类、奶酪等），并补充蛋白粉，可以增加蛋白摄入到预期范围。吸收不良型手术后脂溶性维生素（A、D、E、K）和微量元素（锌、硒、铜，硫胺素、吡、类胡萝卜素）常常缺乏，需其与结合蛋白一起检测，以评估结合率，比如维生素A与视黄醇结合蛋白或前白蛋白，维生素E与胆固醇。指南建议减重手术患者每隔6个月监测钙、磷、维生素

D、PTH、碱性磷酸酶，每年应查一次骨密度，直至上述检测指标正常。

（李红利）

第四节　危重症期糖尿病的营养治疗

一、概况

病理性应激易引起危重症患者出现高血糖、低血糖等血糖异常及血糖变异增加，促使营养状况急剧恶化，导致患者预后不良。危重症患者合并糖尿病的患病率很难确定，因为这与患者群体、疾病状态和分类有关。与糖尿病无关的高血糖在危重症患者中也很常见，高达90%的重症监护室（ICU）患者可出现糖耐量受损和/或胰岛素抵抗。已有国内外研究证明高血糖与危重症患者的死亡率增加显著相关，合并有糖尿病的危重症患者预后不良发生率更高。因此，合理地监测、管理、控制血糖，积极地进行营养风险评估，适当地关注医学营养治疗，可改善危重症患者的预后。

二、临床特点

由于急性应激、促炎细胞因子和激素引起的严重代谢紊乱，危重症患者的营养状况会迅速恶化，可在10天内丢失机体10%～25%的蛋白质。危重疾病期间，因应激引起的低血糖或高血糖较为常见，是危重患者常见的并发症之一。伴或不伴有糖尿病的危重患者都极易出现葡萄糖稳态紊乱，特别是既往有糖尿病的患者更容易出现高血糖症。同时，糖尿病本身也是营养不良的危险因素之一。当患者已确诊糖尿病，并出现危重疾病时，其营养不良的风险要高于其他患者。这是由于糖尿病患者本身因高血糖状态免疫功能低下，容易发生感染，且感染不易控制，同时糖尿病引起的营养不足更加剧了这一现象。除此以外，糖尿病患者更易出现伤口愈合困难，褥疮或溃疡发生高风险等不良结局。

当然，胰岛素治疗作为有效的降糖手段，可降低危重症患者合并糖尿病的发病率和死亡率，但葡萄糖过度校正导致严重低血糖症的风险更高。在糖尿病患者，尤其是那些持续高血糖的患者中，严格控制血糖和显著降低血糖水平都可能导致有症状和危及生命的低血糖或血糖变异。急性血糖波动被定义为血糖变异，其中在低血糖校正中出现的波动称为向上波动，在最初的过度降糖治疗中出现的血糖波动称为向下波动，二者均可能导致氧化应激增加，进而导致血管内皮功能障碍和损伤。故血糖变异增加了危重患者的死亡风险。低血糖是危重症患者合并

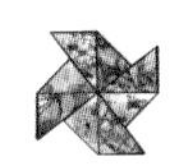

糖尿病的又一危险情况。因低血糖与心电图中QT波增加和心脏细胞复极化的变化有关，与心血管病死亡率直接相关。相关研究证明在ICU的患者中，发生重度低血糖和中度低血糖的患者90天死亡率较没有低血糖的患者分别增加了34%和18%。在危重症疾病的患者中，低血糖对糖尿病患者因心血管疾病死亡构成了重大风险。

基于上述情况，在积极治疗原发病的同时，更应该探索如何改善血糖的控制。研究认为，在危重病或急性应激期适当降低患者能量的摄入，有助于控制患者血糖，并降低其院内感染并发症的风险。而医学营养治疗对于危重症患者的营养风险评估和营养治疗指导都有重要作用，不仅对基础营养补充有指导作用，更可兼顾患者血糖、血压的波动，可作为危重症患者合并高血糖的一个重要治疗手段。

三、糖尿病合并危重症的营养治疗

（一）营养治疗目标

1.危重症患者的血糖控制水平

美国糖尿病学会推荐危重症患者的血糖需维持在7.8～10 mmol/L之间，某些特殊患者如急性心肌缺血或急性神经系统疾病的患者建议在避免明显低血糖的前提下，可将血糖严格控制在6.1～7.8 mmol/L之间。并建议制订治疗计划来积极预防低血糖（血糖水平<3.9 mmol/L）。美国医师学会建议血糖水平在7.8～11.1 mmol/L之间，与是否有糖尿病病史无关，并建议避免血糖水平低于7.8 mmol/L。重症医学会（SCCM）建议将血清葡萄糖水平维持在8.3～10.0 mmol/L之间。

2.危重症患者的营养治疗目标

（1）由于危重症患者合并糖尿病的复杂性，尽早开始营养支持可以增加实现充分保证蛋白质和热量的目标，而疾病的严重程度则降低了达到热量和蛋白质达标的可能性。因此，评估危重症患者的热量、蛋白质摄入量与胰岛素的需要量，应用医学营养治疗的手段尽早开始专科治疗十分重要。

（2）危重症患者在疾病早期可能多处于应激高代谢状态，导致基础代谢增加，机体对蛋白质、热量的需求增加。但高碳水化合物可能会导致喂养不耐受，肠内营养配方中其他多糖成分也可能导致危重症合并糖尿病患者的不耐受，加之应激性高血糖的发生率高，因此建议碳水化合物的供能比不超过60%。同时需要避免胰岛素过度治疗引起的低血糖症，根据危重症患者的特殊状态，确定静息血糖控制目标。

总之，综合患者的疾病状态，结合肠内外营养治疗手段，制订个性化的营养治疗目标计划，从而维持细胞、组织代谢及器官结构和功能，改善患者的预后。

（二）营养治疗方案推荐

1. 专业的营养治疗团队及营养评估系统

由于营养状态会对健康结果产生重要影响，加之危重症患者疾病的复杂性，需要由内分泌科、营养科、重症监护科、危重症原发病的科室共同组成专业的营养治疗团队。在患者入院24 h内完成营养筛查，从不同疾病所需的营养平衡角度出发，建立完善的营养评估与监测系统，包括对发生营养不良的风险及患者的营养需求进行评估。除了评分系统外，生化标志物包括血清白蛋白水平、前白蛋白水平和转铁蛋白水平可能都是生理应激的指标，有利于对营养需求的临床评估。根据患者的基本情况与检查、监测等结果制定个性化的营养治疗方案，密切监测患者血糖波动，根据患者的病情变化及时调整医学营养治疗方案。在患者病情稳定后及时与患者及其家属沟通，调整过渡至正常生活饮食方案。

2. 营养治疗方案

（1）肠内营养

①肠内营养的适应症与禁忌症

适应症：预计在超过7天仍无法自行完全口服摄入的任何患者，任何口服补充剂不足以满足当前营养需求的患者（如摄入<50%总热量且超过3天），任何先前存在营养不良（非自愿体重减轻>15%或入院前白蛋白<3 g/dL）或根据经验证的营养风险评分系统归类为“高营养风险”且无法立即恢复经口摄入的患者。

绝对禁忌症：非闭塞性肠坏死的高风险患者，休克或持续复苏者，持续平均动脉压（MAP）<60 mmHg，肠梗阻、难治性呕吐或腹泻，已知或疑似肠系膜缺血，消化道大出血等。相对禁忌症：体温低于35.5 ℃，膀胱压力>25 mmHg。

②肠内营养治疗时间

在危重病程早期提供肠内营养可能会降低与住院相关的医学并发症的风险，包括降低感染发生率，认为早期给予肠内营养与减少炎性细胞因子的释放有关。但对于血流动力学不稳定的危重患者，不鼓励早期肠内营养，因为这些患者可能容易发生肠缺血。一般认为早期肠内营养在24～48 h内开始，延迟肠内营养在较晚时间开始。值得注意的是，虽然早期肠内营养可能对保留肠道免疫功能有益，但在危重疾病的初期应适当降低热量，一般建议在进入危重监护病房后的48～72 h内开始肠内营养，逐步达到目标蛋白质与热量摄入。肠内营养虽然有优势，但仍须仔细考虑治疗时间，必须结合每个患者的总营养需求、预先存在的消化功能障碍，以及相关的药物影响。

③肠内营养治疗配方

标准的肠内营养配方含有高碳水化合物、低脂肪和低纤维，由于快速的胃排

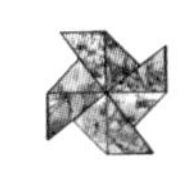

空率和快速的营养吸收，标准配方会影响糖尿病患者的血糖控制，由于这个原因开发了糖尿病适用性肠内营养专用配方。

糖尿病专用配方含有果糖、纤维、单不饱和脂肪酸（MUFA）、大豆蛋白和抗氧化剂等。与标准配方相比，糖尿病专用配方通常脂肪含量较高（占总能量的40%～50%，主要来源于MUFA），碳水化合物含量较低（约占总能量的30%～40%，多采用低血糖指数的碳水化合物，如非水解淀粉等），果糖和可溶性纤维提供约15%的能量。其中脂肪可以延缓胃排空，纤维在延迟胃排空的同时还可延迟肠道对碳水化合物的吸收，果糖可产生较小的血糖波动。MUFA可以增加高密度脂蛋白胆固醇并减少其他脂质成分。因此，糖尿病适用性肠内营养配方可以在纠正营养不良的同时改善血糖控制，降低心血管疾病风险。但对于有乳酸性酸中毒风险的危重患者，应谨慎使用含有特别高果糖比例的营养配方。在一些研究中显示，糖尿病适用性配方减少了降糖药物的总量，并在某些情况下可减少胰岛素的需要量，除了医疗费用的节约外，更重要的是有助于减轻血糖的波动，从而对患者预后起到积极作用。

④肠内营养治疗管理

在进行肠内营养治疗之前必须评估总热量的摄入需求，必须确定总蛋白质摄入量占总热量的比例，如体重指数（BMI）等指标有助于确定合适的摄入量。对于危重症患者，许多因素限制了BMI的使用，包括患者存在水肿和其他实际困难。个体患者的静息代谢率（RMR）可能是评估个体患者能量需求的金标准。在长期危重疾病和休克的情况下，饥饿和进食不足的情况较为常见，能量和蛋白质的摄入量通常较低，会促进分解代谢状态的形成，其可通过交感神经系统、炎症介质和肠道激素水平调节进行缓解。此时，应特别注意蛋白质的摄入，因为蛋白质含量较高的肠内营养配方有助于改善某些危重症患者的预后。

肠内营养的饲喂方式也须综合考虑，现有连续喂养、循环喂养、间歇喂养和推注喂养等方式。其中连续喂养仅适用于直接输送至小肠的肠内营养，循环喂养和间歇喂养是连续喂养的优化替代方案，间歇喂养更类似于饮食的生理模式。推注喂养则是将肠内营养配方喂入胃造口管中，每天4～6次，每次可持续5～10 min。

肠内营养可能会导致胃内细菌定植、胃残留量高、吸入性肺炎和腹泻等风险，此外在接受胰岛素或口服降糖药物治疗的患者中，饲管意外移位等引起的暂时中断营养可能会导致低血糖事件增加。所以需加强肠内营养的护理以减少不良反应。见图5-10。

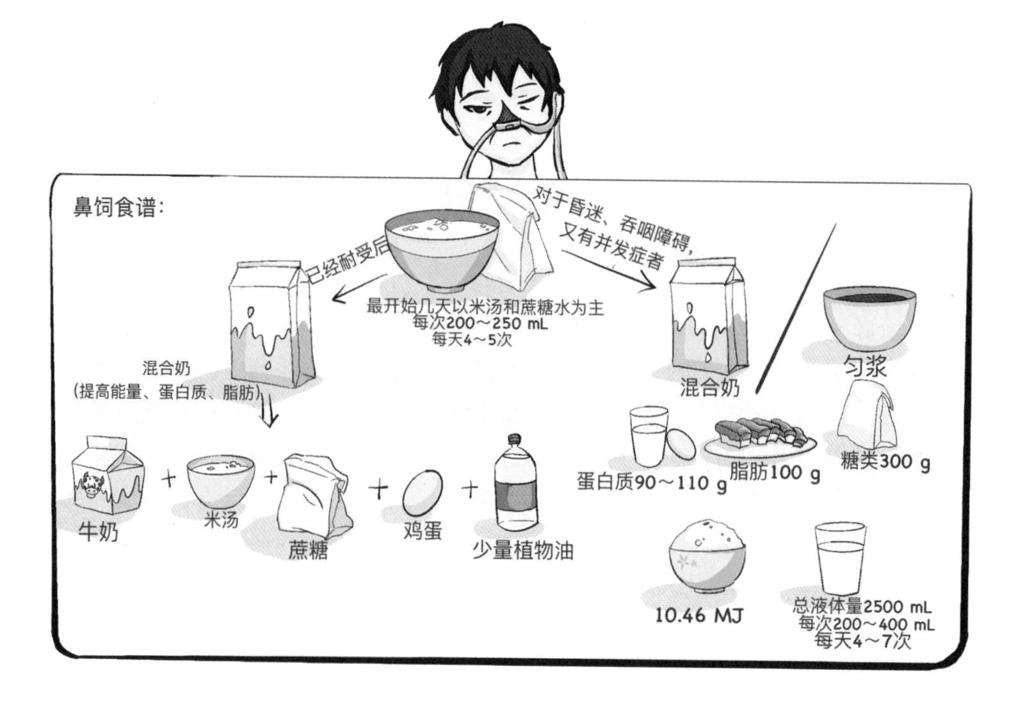

图5-10　糖尿病重症患者肠内营养治疗

（2）肠外营养

①肠外营养的适应症

危重症发病7天后无法通过肠道途径满足>50%的热量需求。上述任何肠内营养禁忌症持续存在且患者3天没有营养支持或者患者预计3～5天内不会开始肠内营养治疗，包括大部分小肠切除对肠营养不吸收患者，基本饮食失败后的高输出瘘患者，任何先前存在营养不良（非自愿体重减轻>15%或入院前白蛋白<3 g/dL）或根据经验验证的营养风险评分系统归类为“高营养风险”或对肠内营养不耐受的患者。

②肠外营养治疗时间和管理

危重症患者开始肠外营养的时机被视为降低肠外营养相关并发症风险的潜在策略。欧洲肠外和肠内营养学会和加拿大指南指出，所有预计在3天内无法获得正常营养的患者应在入院后24～48 h内接受营养支持，如果肠内营养有禁忌或不能耐受者，建议在24～48 h内开始肠外营养。美国肠外和肠内营养学会建议，如果早期肠内营养不可行或在前7天不可用，则不需提供营养支持治疗，肠外营养应保留于住院的第8天开始。故肠外营养的时间须根据患者的基本情况谨慎斟酌。

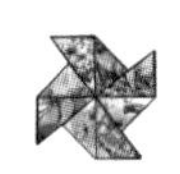

肠外营养通常是连续给药，建议通过中心静脉导管经由专用的管道或通过外周插入中心导管给药。应进行动态血糖监测，及时调整胰岛素比例，监测液体平衡，并加强中心静脉置管的护理，避免感染和凝血堵管。肠外营养的长期并发症包括肝脂肪变性、胆汁淤积、代谢性骨病及大量营养素或微量营养素的缺乏或过量。

③肠外营养配方

大多数危重症成人患者的总热量目标范围是84～104 kJ/(kg·d)。而一些营养不良的危重症患者可能需要较少的热量摄入，如62～84 kJ/(kg·d)。肠外营养是含有葡萄糖、氨基酸、维生素和微量元素的混合溶液。脂质乳剂可以单独注入或添加到混合物中。常用的常量营养素组成应至少包含2 g/(kg·d）的葡萄糖（为肠外营养制剂中唯一的碳水化合物），0.7～1.5 g/(kg·d）的脂质乳剂和1.3～1.5 g/(kg·d）的氨基酸。以上均按理想体重计算。

大量证据表明肠外营养中高于4 mg/(kg·min）的葡萄糖给药速率是非糖尿病危重症患者高血糖的重要预测因素，对于合并应激性高血糖的危重症患者，过高的葡萄糖摄入会加重高血糖对机体的损害，故在满足大脑代谢需求和基本细胞功能的前提下，降低葡萄糖的输注量，合理的胰岛素配比都是预防高血糖和低血糖的有效方法。在肠外营养中应合理使用脂质，它是必需脂肪酸的来源，与葡萄糖相比具有较低的渗透压，在调节免疫和炎症反应方面也有重要作用。对于大多数无肝功能障碍的糖尿病患者，适量的脂肪乳是安全的。蛋白质的补充应计算每日氮的所需量，肠外营养中的氮以氨基酸溶液的形式提供，氨基酸是蛋白质合成所需的底物。因为危重症患者维持氮平衡是很困难的，通常给予0.13～0.24 g/(kg·d)。微量元素可根据不同重症原发病个体化补充，如烧伤患者会大量丢失铜、锌和硒。维生素也必须包含在肠外营养配方中，以避免出现严重的并发症。

（3）医学营养治疗的选择

在危重症或急性应激期适当降低能量的摄入，有助于控制血糖，并降低院内感染并发症的风险，但对于需要长期进行全肠外营养支持的患者，该策略暂无相关证据。由于营养支持治疗的复杂性，目前对于肠内外营养支持的选择尚无定论。但已有多个研究对肠内营养和肠外营养的选择时机、选择人群进行了比对，有研究认为肠内营养在3天内未能满足患者营养需求者，须立即开始肠外营养以在第4天达到100%的能量和蛋白质目标，同时通过适当的营养支持和胰岛素来控制血糖，避免低血糖。有指南指出以肠内营养开始的危重症患者，不推荐在肠内营养开始的同时开展肠外营养。对于不能耐受合适的肠内营养的重症患者需积极开始肠外营养进行治疗。也有人认为，如评估营养状态后需要长时间营养支持应尽早开始肠内营养，当然肠内营养不足时可用肠外营养补充。目前国内外专家共同认为肠内营养优于肠外营养，如降低成本、早期恢复肠道功能、缩短置管时间、更少发生感染并发症。总之，肠内营养和肠外营养配方应适合患者疾病过程，并与获取途径相适应，应根据患者的临床反应进行适当调整。

综上，危重症患者极易存在进食困难、营养不良等问题，应将饥饿、炎症、原发疾病、营养状况和检查结果联系起来，进行营养风险评估，合并糖尿病的患者更应综合评估。综上，医学营养治疗在危重症合并或不合并糖尿病治疗均有着至关重要的作用。

（牛　滢）

参考文献

[1]许曼音.糖尿病学[M].2版.上海:上海科学技术出版社,2010.

[2]中国营养学会.中国学龄儿童膳食指南[M].北京:人民卫生出版社,2022.

[3]陈家伦,宁光.临床内分泌学[M].2版.上海:上海科学技术出版社,2022.

[4]杨月欣,苏宜香,汪之顼,等.备孕妇女膳食指南[J].临床儿科杂志,2016,34(10):3.

[5]杨慧霞,徐先明,王子莲,等.妊娠合并糖尿病诊治指南(2014)[J].中华围产医学杂志,2014,17(8):537-545.

[6]魏玉梅,杨慧霞.我国妊娠期糖尿病研究的发展与展望[J].中华围产医学杂志,2018,21(4):218-220.

[7] American Diabetes Association. Management of Diabetes in Pregnancy: Standards of Medical Care in Diabetes-2021[J]. Diabetes Care. 2021,44(Suppl 1): S200-S210.

[8] American College of Obstetricians and Gynecologists' Committee on Practice Bulletins-Obstetrics. ACOG Practice Bulletin No. 201: Pregestational Diabetes Mellitus [J]. Obstet Gynecol,2018,132(6):e228-e248.

[9]魏玉梅,杨慧霞.妊娠期高血糖的诊断及管理[J].中国实用妇科与产科杂志,2020,36(2):117-120.

[10]郭小靖,魏丽丽,王静远,等.妊娠期糖尿病高危人群病前管理证据总结[J].中华健康管理学杂志,2021,15(4):356-361.

[11]周英凤,章孟星,李丽,等.《妊娠期糖尿病临床护理实践指南》推荐意见专家共识[J].护理研究,2020,34(24):4313-4318.

[12]中国营养学会妇幼营养分会.中国妇幼人群膳食指南[J].北京:人民卫生出版社,2016.

[13]何宇纳,房玥晖,夏娟.中国膳食平衡指数的修订: DBI_16[J].营养学报,

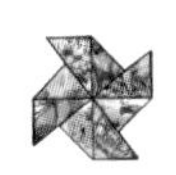

2018,40:526-530.

[14]张秋菊,苏丽英.孕期饮食和运动干预对妊娠期糖尿病的发病率及妊娠结局的影响[J].河北医学,2017,23(3):475-477.

[15]杨桦.糖尿病患者围手术期营养支持与治疗再认识[J].中华结直肠疾病电子杂志,2013,2(1):14～19.

[16]中华医学会糖尿病学分会和中国医师协会营养医师专业委员会.中国糖尿病医学营养治疗指南2013年版[J].中华糖尿病杂志,2015,7(2):73～88.

[17]石劢,刘帅.糖尿病患者围手术期的饮食干预之术后篇[J].中老年保健,2018(6): 34-35.

[18]陈伟,姬秋和.《中国糖尿病医学营养治疗指南》的更新与发展[J].中华糖尿病杂志,2015(2):65-67.

[19] WARREN J, BHALLA V, CRESCI G. Postoperative diet advancement: surgical dogma vs evidence-based medicine[J]. Nutr Clin Pract, 2011,26(2):115.

[20] Marik P E, Egi M. Treatment thresholds for hyperglycemia in critically ill patients with and without diabetes[J]. Intensive Care Med,2014,40(7):1049-1051.

[21]QASEEM A, CHOU R, HUMPHREY L L, et al. Inpatient glycemic control: best practice advice from the Clinical Guidelines Committee of the American College of Physicians[J]. Am J Med Qual,2014,29(2):95-98.

[22]JACOBI J, BIRCHER N, KRINSLEY J, et al. Guidelines for the use of an insulin infusion for the management of hyperglycemia in critically ill patients[J]. Crit Care Med. 2012,40(12):3251-3276.

[23] ROBERT M, JAYSHIL J P, BETH T. Nutrition Therapy in Critically Ill Patients with Coronavirus Disease (COVID-19)[J]. JPEN J Parenter Enteral Nutr, 2020,5(27): 1002.

[24] NGUYEN D L. Guidance for supplemental enteral nutrition across patient populations[J]. Am J Manag Care, 2017,23(12 Suppl):S210-S219.

[25]GOSMANOV A R, UMPIERREZ G E. Management of hyperglycemia during enteral and parenteral nutrition therapy[J].Curr Diab Rep,2013,13(1):155-162.

[26]KIRSTEN M, KEVIN P, LISA B, et al.Parenteral nutrition in critical care[J]. Continuing Education in Anaesthesia Critical Care & Pain,2013,13(1):1-5.

[27]MARINOS E, ANTONIO C, HEINER L, et al. Enteral Nutritional Support and Use of Diabetes-Specific Formulas for Patients With Diabetes[J]. Diabetes Care,2005, 28(9): 2267-2279.

[28]CLAUDIA H, JACQUES R, MIRIAM T, et al. Is it now time to promote mixed

enteral and parenteral nutrition for the critically ill patient[J]. Clinical Commentary, 2007, 33:963-969.

[29] TADLOCK M D, HANNON M, DAVIS K, et al. Nutritional Support Using Enteral and Parenteral Methods[J]. Mil Med, 2018, 183(suppl 2):153-160.

[30] OSHUA S, DAVID S, KIM S, et al. ASPEN Consensus Recommendations for Refeeding Syndrome[J]. Nutrition in Clinical Practice, 2020, 35(2):178-195.